심리문제를
일으키는
신체질환

제임스 모리슨 지음 | **이한구** 옮김

황금시간
Golden Time

심리문제를 일으키는 신체질환

지은이 제임스 모리슨
옮긴이 이한구
펴낸이 정규도
펴낸곳 황금시간

초판 1쇄 발행 2013년 1월 10일

편집 권명희 정규찬 김성중
디자인 정현석 정규옥

황금시간
Golden Time

주소 경기도 파주시 문발로 211
전화 (02)736-2031(내선 361~363)
팩스 (02)732-2037

출판등록 제406-2007-00002호
공급처 (주)다락원 (02)736-2031(내선 250~252)

값 13,800원
ISBN 978-89-92533-44-7 03510

http://www.darakwon.co.kr
- 다락원 홈페이지를 통해 인터넷 주문을 하시면 자세한 정보와 함께 다양한 혜택을 받으실 수 있습니다.
- 기타 문의사항은 황금시간 편집부로 연락 주십시오.

훌륭한 비서이자 좋은 친구인
Molly Mullikin에게 이 책을 바칩니다.

일러두기

1. 병명, 지명, 인명 등의 표기는 한글 맞춤법의 외래어 표기법에 따랐다.
2. 주를 가급적 활용하지 않은 저자의 의도를 존중해 내용의 이해가 어려운 경우에만 본문 안에 역주를 달았다. 그러나 되도록 의학적이지 않은 내용에 국한하고자 했다.
3. 독자의 편의를 위해, 괄호를 활용한 원문 병기는 가능하면 피하고자 했으나 의미가 미묘하게 달라 구분이 필요한 일부 용어들과 2부의 각 절에서 다루는 병명, 이밖에 그리스어나 라틴어 어근을 갖는 병명 및 해부학적 명칭은 예외로 하였다.

차례

머리말 7

증상의 재검토 _13

정신상태에 대한 관찰 19 │ 외양과 태도 22 │ 기분(정서) 37 │ 말 41 │ 생각의 내용 43 │
지적 자원 48 │ 병식(病識) 및 판단력 51 │ 성격 변화 52

60가지 장애 _55

부신기능부전(Adrenal Insufficiency) 57 │ 에이즈(AIDS) 60 │ 고산병(Altitude Sickness) 64 │
근위축성측삭경화증(Amyotrophic Lateral Sclerosis) 67 │
항이뇨호르몬분비이상(Antidiuretic Hormone, Inappropriate Secretion) 69 │
뇌농양(Brain Abscess) 72 │ 뇌종양(Brain Tumor) 75 │ 암(Cancer) 78 │
유암종증후군(Carcinoid Syndrome) 82 │ 심부정맥(Cardiac Arrhythmias) 84 │
뇌졸중(Cerebrovascular Accident) 87 │
만성폐쇄성폐질환(Chronic Obstructive Lung Disease) 91 │
울혈성심부전(Congestive Heart Failure) 94 │ 크립토코커스증(Cryptococcosis) 97 │
쿠싱증후군(Cushing's Syndrome) 99 │ 청각소실(Deafness) 102 │
당뇨병(Diabetes Mellitus) 104 │ 간질(Epilepsy) 107 │ 섬유근육통(Fibromyalgia) 111 │
두부외상(Head Trauma) 114 │ 헤르페스뇌염(Herpes Encephalitis) 119 │
호모시스틴뇨증(Homocystinuria) 122 │ 헌팅턴병(Huntington's Disease) 124 │
부갑상선기능항진증(Hyperparathyroidism) 127 │
고혈압성뇌증(Hypertensive Encephalopathy) 130 │
갑상선기능항진증(Hyperthyroidism) 132 │

부갑상선기능저하증(Hypoparathyroidism) **135**

갑상선기능저하증(Hypothyroidism) **138** │ 신부전(Kidney Failure) **141**

클라인펠터증후군(Klinefelter's Syndrome) **145** │ 간부전(Liver Failure) **148**

라임병(Lyme Disease) **152** │ 메니에르증후군(Ménière's Syndrome) **155**

폐경(Menopause) **157** │ 편두통(Migraine) **159**

승모판탈출증(Mitral Valve Prolapse) **162**

다발성경화증(Multiple Sclerosis) **164** │ 중증근무력증(Myasthenia Gravis) **168**

신경피부장애(Neurocutaneous Disorders) **171**

정상뇌압수두증(Normal Pressure Hydrocephalus) **174**

파킨슨병(Parkinson's Disease) **176** │ 펠라그라(Pellagra) **180**

악성빈혈(Pernicious Anemia) **182** │ 갈색세포종(Pheochromocytoma) **185**

폐렴(Pneumonia) **187** │ 포르피린증(Porphyria) **189**

수술후상태(Postoperative States) **192** │ 월경전증후군(Premenstrual Syndrome) **194**

프리온병(Prion Disease) **197** │ 진행성핵상성마비(Progressive Supranuclear Palsy) **200**

단백질에너지결핍증(Protein Energy Malnutrition) **202**

폐색전증(Pulmonary Thromboembolism) **205**

류마티스성관절염(Rheumatoid Arthritis) **207** │ 겸상적혈구빈혈(Sickle-Cell Disease) **210**

수면무호흡증(Sleep Apnea) **213** │ 매독(Syphilis) **216**

전신성감염(Systemic Infection) **220**

전신성홍반성낭창(Systemic Lupus Erythematosus) **224**

티아민결핍증(Thiamine Deficiency) **227** │ 윌슨병(Wilson's Disease) **231**

제3부

증상 요약 _235

일반 및 시력 **238** │ 흉부 및 위장관 **240** │ 비뇨생식기 및 성(性) **242** │ 피부 **244**

근골격 **246** │ 신경과 I **248** │ 신경과 II **250** │ 감정/행동 **252** │ 인지 및 성격 **254**

부록
추천 자료 _256

추천사 **260**

역자의 말 **262**

찾아보기 **265**

머리말

몸이 아프면 으레 갖가지 감정적인 충격이 뒤따른다. 그래서 심각한 질환이 불안이나 우울을 초래한다고 생각하게 되는 것이다. 그러나 인간에게 영향을 주는 수많은 신체질환 중 소수는 정신증상을 직접적으로 유발하게 되는데, 이 상대적으로 작은 부분이 이 책의 주제가 된다.

여기서 다룬 진단 문제는 다음과 같은 다양한 상황에서 일어날 수 있다.

- 가장 보편적인 상황은 우울증상이 신체질환에 의해 초래된 것인지를 의사가 주요 우울장애와 비교·판단해야만 할 때 일어난다.
- 환자가 이미 지니고 있는 신체질환이 현재의 정신증상을 설명하고 있는지 의사가 알 필요가 있는 경우 또한 보편적인 시나리오다.
- 신체화장애(somatization disorder)와 기타 신체형장애(somatoform disorder)에 대한 진단은 오랫동안 정신건강 감별진단의 관건이었다. 불행히도 의료 및 정신건강 부문은 아직도 적절한 훈련과 경험을 지닌 전문가들이 절실히 필요하다.
- 며칠이나 몇 주 심지어 더 오랜 기간 동안 환자의 행동 변화(조심성이 없어지거나 매너리즘을 보이는)에 주목하는 경우가 있다. 그것은 주요 기분장애의 점진적인 발병에 의한 것인가, 아니면 신체질환에 의한 것인가?
- 겉모습은, 피부 상태가 달라지는 것처럼 겉으로 잘 드러나는 형태로도, 절름거리거나 진전(tremor)을 보임으로써 눈치 챌 수 있는 보다 내적인 이유로도 바뀌는데, 이러한 변화는 신체질환이나 정신질환을 예고

하는 것일 수 있다. 둘 중 무엇이 문제인지 어떻게 알 수 있는가? 또 이를 알기 위해 어디로 가야할지 당신은 어떻게 아는가?

- 마지막으로, 1만 5,000명이 넘는 정신과 환자들과 함께한 경험을 토대로 판단해 보건대, 특정 환자를 오래 만나다 보면, 당신이 이미 내린 정신과 진단의 관점에서만 바라보기가 매우 쉽다는 점을 지적하고자 한다. 그러한 경향은 너무나 강해서 자신의 관점이 고정되어 있다는 사실조차 인정하기 어려울 정도가 된다. 그래서 이 책의 또 하나의 목적은 현장에서 일하고 있는 사람들이 '정신건강의 테두리 밖에서 생각하도록' 그리고 그들이 장기간 봐 온 환자들을 위해 다른 진단을 고려해 보도록 자극하는 것이다.

위에 든 예는, 더 일찍 발견되고 적절하게 진단되었다면 쉽게 치료가 가능했을 환자를 위해, 질병 및 진단 과정의 지식이 중요할 수 있는 예이다.

나는 스트레스에 의해 악화될 수도 있지만 정신증상 자체를 초래하지는 않는 상태들(단순 천식 같은)을 거론할 계획은 없다. 그리고 그 감정적 증상이 주로 성적인—물론 중요하지만 이런 성적인 문제는 대부분의 정신건강 전문가에게 있어 좀 더 전문적인 영역이다.—비뇨생식기질환도 생략했다. 또한 약물과 기타 독성 물질은 제대로 다루려면 책 한 권 분량이 요구될 만큼 수많은 부작용을 가지고 있다.

용어의 정의

일부 용어를 사용한 방식에 대해서는 약간의 설명이 필요하다. 나는 증상 (symptom)이라는 단어를 다소 유연하게 사용했다. 엄밀히 말하자면, 징후 (sign)는 관찰자가 환자에 관해 보고하는 것(붉어진 피부, 부어오른 관절, 걱정하는 얼굴 표정, 꼭 쥔 주먹)인 반면, 증상은 환자가 호소하는 것(등의 통증, 부어오른 관절, 불안발작, 환청)이다. 이 책에서 나는 증상을 두 경우 모두 사용했다.

그렇게 하는 것이 완전히 이해 가능하고 조금 더 편해 보인다. 19세기 후반까지 두 용어는 거의 혼용되었고 심지어 오늘날에도 그 구분은 그리 명확하지 않다. 위의 예에서 '부어오른 관절'이 양쪽 모두에서 보이는 점에 주목하라.

증후군(*syndrome*)이라는 용어는 관습적인 의미, 즉 '공통적으로 함께 발생하는 증상의 집합'이라는 뜻을 따랐다(그리스어 어근을 갖는 이 단어는 '함께 달리는'이라는 뜻이다). 어떤 특정 증후군을 가진 대부분의 환자는 그 증상의 전부가 아닌 일부를 경험하게 된다.

2부에서 질환의 빈도를 구분함에 있어, 다소 독단적인 기준을 활용했음을 고백한다. 그러나 역학(疫學)은 아직 정밀한 과학이라 하기 어려워 자료가 부족하고 모순되거나 심지어는 아예 없기도 한 질병이 허다하다. 숫자를 추정해야만 하는 경우도 흔하다. 그럼에도 불구하고, 좋든 나쁘든 간에, 나는 이런 모든 질환을 다음과 같이 구분하고자 했다.

- **흔함**: 대부분의 성인이, 문제가 되는 상태를 갖거나 가지게 될 친구나 지인을 최소한 한 명은 알고 있다. 유병률은 최소 200명 중 한 명 이상이다.
- **빈번**: 읍이나 소도시가 환자 한 명 이상의 근거지가 된다. 빈도는 200명 중 한 명에서 적게는 1만 명 중 한 명에 이른다.
- **흔하지 않음**: 큰 도시(혹은 작은 주)에 환자가 최소한 한 명 있게 된다. 이런 환자는 50만 명 중 한 명 정도로 드물게 생긴다. 한 명이 확인되면 병원 혹은 의과대학에서 증례토론회가 열리는 경우가 많다.
- **희귀**: 100만 명 중 한 명보다도 유병률이 낮다. 사례가 발생하면 의학저널에 실리는 경우가 많다.

언급된 빈도는 질환 자체의 빈도라는 점을 유념하라. 정신적 합병증은 일반적으로 아주 소수의 사례에서 발생하게 된다. 또한 그 빈도는 평생 유병률(어떤 사람에게 생전에 한 번이라도 그 질환이 발현될 가능성)의 견지에서 나온 것임에 주의하라.

평가를 논의함에 있어 나는 가장 간단하고 도움이 되거나 가장 널리 쓰이는 한두 가지 검사를 제시하기 위해 노력했다. 물론 대부분의 환자를 정확히 진단하는 데에는 이런 성질의 책에서 기술되는 것보다 훨씬 많은 검사와 절차가 포함된다.

이 책의 활용 방법

나는 이 책을 여러 방면으로 활용할 수 있도록 구성했다.

1_ 1부의 앞부분은 신체질환을 시사하는, 당신이 할 수 있는 관찰의 종류에 대한 안내로 사용하라. 나는 이것을 거의 모든 정신건강 전문가들에게 익숙한 전형적인 정신상태검사(Mental Status Examination; MSE)의 틀 안에서 정리하였다. 그 부분에 대한 기술은 뒤에 논의된 몇몇 질환으로 향하는 길을 가리킬 것이다.

2_ 2부는 정신건강 환자에게 중요한 함의를 갖는 60가지 장애에 대해 논의한다. 당신은 이런 장애를 갖는 환자들의 전형적인 외양(신체적이고 정신적인)에 관해 뭔가 배울 수 있다. 물론 그 장애에는 내가 가장 중요하고 흔하거나 뚜렷한 것이라 판단해 열거한 것 외에도 많은 증상들이 있다.

3_ 3부에서는 2부에서 논의한 모든 장애와 그 정신 및 신체증상을 일목요연하게 표로 만들어 제시했다. 그 표를 통해 당신은 부갑상선기능저하증과 부갑상선기능항진증의 전형적인 신경과적 증상을 한눈에 비교해 볼 수 있다.

4_ 당신은 3부를 장애에 대한 색인으로도 사용할 수 있다. 그러나 의료현장에서는 어떤 일도 벌어질 수 있으며, 아무리 다양한 증상을 동원하더라도 어느 질환을 완전하게, 그리고 다른 질환과 구별되게 설명할 수는 없다는 데 주의하라.

5_ 마지막으로, 더 자세한 내용을 알고자 하는 독자를 위해 추천 도서와 기

타 자료를 부록에 수록하였다.

나는 이 책을 읽은 후 독자 여러분이

- 신체질환의 과정에서 발생하는 정신증상에 대해 더 많이 알게 되고
- 의료적 중재가 필요함을 시사하는 신체적 증상(그리고 징후들!)에 대해 더욱 주의를 기울이며
- 정신건강 전문가의 통상적인 관심을 넘어 질환에 관한 호기심을 더 많이 갖게 되기를 바라고 있다.

감사의 글

이 책이 만들어지는 데 도움을 주신 여러분들에게 감사의 인사를 전하고자 한다. V. Kay Hanfer, Andrew Henry, Barbara Nicholson 그리고 Mary Walters는 내가 사서 분들에게 얼마나 감사하고 있는지 다시금 깨닫도록 해주었다. 시간을 내어 지혜로운 조언을 해주신 여러 비평가분들과 일상적이면서도 특별한 지원과 조언을 아끼지 않은 Mary Morrison에게도 고마운 마음을 전한다. 바쁜 일정에도 불구하고 많은 도움을 베푼 G. Arul 박사와 Arthur Swislocki 박사에게 특히 감사를 표하고 싶은데, 그들의 의견과 주문은 이 책에 많은 영감을 주었다.

제1부
증상의 재검토

멜리사 블락의 치료사는 그녀에 대해 걱정하고 있다. 그녀는 아홉 달 전만 해도 거의 정상이었으나 42세가 된 현재 점차로 불안, 구역질, 간헐적인 구토를 경험하고 있다. 게다가 우울증을 호소하기 시작했으며 자신의 건강과 가족에 대해 강박적으로 걱정하는 듯 보였다. 복부 통증, 체중 감소, 가벼운 무기력증 등이 의학적으로 문제를 일으키고 있다. 신체검사와 통상적인 실험 결과는 모두 정상이어서 그녀의 가족 주치의는 그녀에게 심리치료를 권했다. 첫 번째 회기에서 그녀는 우울증과 수면장애를 호소하고 울면서 초조하게 치료실을 배회했다.

그러나 대다수 환자에게 알맞은 양으로 항우울제를 처방한 두 달간의 치료에도 전혀 차도가 없었다. 멜리사의 우울증은 경감되지 않은 채 지속됐으며 계속되는 복부 통증을 감안하면 사실 그리 심한 것으로 보기도 어려울 정도였다. 최근에 그녀의 남편은 한때 그들의 부동산 중개인이었던 한 여성과의 불륜을 고백했는데 그런 가정 문제가 그녀가 현재 겪고 있는 어려움에 감정적인 요소가 있음을 보여주고 있다.

그러나 멜리사는 자신의 건강에 대해 지나치게 걱정하는 사람은 아니었다. 사실을 말하자면, 이전에 전남편이 전사했을 때나 유아돌연사증후군으로 아기를 잃었을 때처럼 현재 겪고 있는 문제보다 훨씬 심한 일을 겪고서도 대수롭지 않은 듯 넘기곤 했을 정도였다. 조증 증상을 경험한 적이 없고 기분장애를 가진 가족력도 없으며 치료에도 차도를 보이지 않자 주치의는 걱정하지 않을 수 없었다. 그녀의 증상은 주요 기분장애와는 잘 들어맞지 않는 것처럼 보였다. 멜리사는 추가적인 검사를 받기 위해 내과전문의에게로 되돌아갔다.

또 다른 신체검사 및 추가적인 혈액 검사에서도 별다른 이상은 보이지 않았으나 반복적인 방사선 검사 결과 이상이 발견됐다. 위장 위쪽 끝부분 작은 장기 안쪽에 약간 위축된 곳이 확인됐는데 개복수술 결과 췌장암으로 밝혀졌다.

다행히도 정신증상을 일으킬 수 있는 장애는 대부분 췌장의 악성종양처럼 심각하지는 않다(멜리사는 확진 후 두 달 만에 사망했다). 신체질환에 의해 초래되거나 악화되는 정신증상을 지닌 환자의 비율이 얼마나 되는지에 대한 연구는 아직 이루어지지 않았으나 모든 정신건강 전문가들이 그런 사례를 접하고 있다고 봐도 무방할 것이다. 이 책에서 기술된 신체질환의 평생 발병률은 우리 대부분이 언젠가 최소한 한 번은 걸리게 될 확률이다(물론, 신체질환이 정신증상을 만드는 경우는 많지 않다).

평가에 대한 필요

만일 환자가 경련을 시작하거나 기침을 하며 피를 토한다면 당신은 뭔가 잘못됐음을 즉각 알아차리게 된다. 그러나 많은 신체질환 증상은 그리 명확하지 않다. 증상이 매우 서서히 진행되는 경우에는 생명을 위협하는 증상이라 해도 심각해 보이지 않을 수 있다.

처음에는 신체증상조차 없는 경우도 있다. 초기 징후는 오로지 감정적이거나 행동적인 데 국한되기도 한다. 멜리사 블락의 경우처럼, 그들은 이전의 치료 결과에 근거해 대수롭지 않게 여겨지기도 한다. 이런 잠재적인 혼란에 대응하기 위해서 당신은 몇 가지 원칙을 활용해 어떤 증상 혹은 증후군이 주의를 요하는지 알아볼 수 있다.

- **새로운 증상:** 물론 새로운 장애를 탐지하기 위한 이상적인 시점은 환자가 처음 증상을 보였을 때이다. 문제는 증상이 처음 나타나는 경우에는 상대적으로 경미해 거의 알아차리지 못하고 넘어가게 된다는 점이다.
- **더 많은 증상:** 이 원칙은 매우 분명해 보인다. 단순한 기침은 그리 주의를 끌지 못하지만 흉통과 발열을 동반한 기침에는 훨씬 더 관심을 기울이게 될 것이다. 이와 유사하게, 기분이 가라앉는다는 호소는 그 자체로서는 큰 의미를 갖지 못할 수 있지만 그것이 불면, 체중 감소, 집중력 저하, 계속 반복되는 죄책감 등과 함께 나타난다면 당연히 주목하게 될 것이다.
- **증상의 악화:** 이 또한 당연한 것처럼 보인다. 경미한 가슴앓이보다는 부서지는 듯한 흉골 하부의 가슴 통증에, 그리고 이따금씩 찾아오는 불안으로 인한 고통보다는 뚜렷한 공황발작에 더 주의를 기울이게 된다.
- **증상의 지속:** 거의 모두가 때때로 우울증을 경험하지만 대개는 단지 몇 시간, 하루 혹은 길어야 이틀 정도 지속될 뿐이다. 우울증을 심하게 겪는다고 해도 많은 경우 임상적인 중요성을 지니지 않는다. 그러나 경미한 수준의 우울증이라 하더라도 계속 이어진다면 학교와 직장 생활에서의 집중력이나 배우자 혹은 친구와의 상호 작용에 중요한 영향을 미칠 수 있다.
- **경고성 증상:** 어떤 증상은 자동적으로 심각한 질환을 시사하는데, 예를 들면 피부 위의 어두운 반점은 흑색종(melanoma)일 수 있고 피가 섞인 가래는 결핵(tuberculosis)을 나타내는 것일 수 있으며 자살에 대한 생각은 임상적 우울증을 시사한다. 심각한 증상은 즉각적인 검사를 요구하는 적신호이다.
- **증상 패턴:** 함께 발생하는 경향이 있는 증상들(증후군)은 공통의 원인을 지닌 혹은 어떤 특정한 치료가 효과적일 수 있는 하나의 장애를 시사한다. 예를 들어 이 책에서 다루는 증후군 중에 정상뇌압수두증이 있는데, 그 전통적인 증상 패턴에는 치매(dementia), 보행장애, 요실금(urinary

incontinence)이 포함된다.

전술한 원칙들이 보여주듯이, 신체적 혹은 정신적 질환에 대한 탐색은 환자의 용모, 행동, 신체 상태, 감정 상태의 변화를 당신이 얼마나 예민하게 알아챌 수 있는지에 달려 있다. 누구라도 주목할 만큼 극적이거나, 환자 본인이나 그의 친척이 당신에게 얘기해줄 때처럼 쉬운 경우도 있다. 그러나 보다 미묘한 변화는 눈치 채기가 어려워 초진에서는 거의 감지하기 힘들다. 그때 친척, 친구 혹은 환자를 잘 알고 있는 다른 사람들과의 대화는 특히 가치가 있다. 당신은 종종 그들이 관찰한 것을 토대로 다른 원천으로부터는 얻기 힘든 환자의 행동에 관한 정보를 얻을 수 있다. (편의상 나는 표1에 새로운 진단을 위한 이런 몇몇 단서를 열거했다.)

표1 / 새로운 진단 혹은 다른 진단을 암시하는 단서

- 새로운 행동
- 감정의 변화
- 새로운 신체증상
- 현재 진단과는 잘 맞지 않는 증상
- 의심의 여지없이 적절한 치료에도 없어지지 않는 증상

신체질환이 정신증상을 초래하는 경우는 흔치 않다. 이는 그런 경험을 해보지 못한 의사에게는 신체질환을 염두에 두는 것이 어렵다는 사실을 뜻하기도 한다. 그러나 정신과 환자는 충분히 준비된 의사를 만나야만 확인이 되는 그런 장애를 발현시킬 수도 있고 실제로 그러기도 한다. 이 책은 당신에게 관찰을 통한 정보 수집 과정뿐만 아니라 질환에 관한 사실도 제공함으로써 당신이 신체질환을 짚어내도록 준비하는 데 도움이 될 것이다. 1부의 나머지는 이 과정을 자세히 설명하고 있다.

평가하기

정신건강이나 일반의학을 불문하고 환자를 평가하는 주제에 관해서는 확고한 연구가 존재한다. 물론 많은 질환에 대한 전문성은 필수적이다. 그리고 거기에는 인간 질병의 스펙트럼을 가로질러 발견되는 수많은 증상에 대한 지식이 포함되어 있다. 그러나 의사는 현재의 진단명에 도달하기까지 실제로 어떤 방법을 통해 자신의 정보를 활용하고 있는가?

수많은 시도에도 불구하고 그 질문에 대한 간단한 답은 없다. 지난 수십 년 동안 의사들은 의사 결정을 돕는 다양한 기계적(문진표 아니면 컴퓨터) 도구를 활용하고자 했다. 이 가운데 가장 눈에 띄는 것은 항목화된 임상기준(DSM-Ⅳ 같은)과 의사결정수(decision trees) 등이다. 그러나 이들을 비롯해 고안된 다른 어떤 수단도 노련한 의사의 판단에는 미치지 못하는 듯하다.

경험 많은 의사가 진단에 도달하기까지 거치는 과정을 제대로 재현하지 못하는 데 문제의 일단이 있는 것 같다. 많은 의사들은 자신이 활용하고 있는 정신 단계를 기술하는 데 어려움을 겪는다. 그리고 사실, 이 과정이 적절히 연구되지는 않았지만, 기계나 의사결정수에 의해 사용되고 있는 자료 집단이나 연속적인 의사결정점 검사(examining of successive decision points)를 활용한 체계적인 정밀검사란 존재하지 않는 것으로 생각된다.

1_ 진단을 내리는 데 있어 노련한 의사들이 가장 먼저 하는 일은 예비 개념화에 도달하는 것이다. 통상적으로 진단을 위한 면담과정 중에 매우 신속히 이루어지며—처음 1, 2분 안에 이루어지는 경우도 흔함.—중요한 관찰 혹은 증상의 패턴을 위한 기초가 되기도 한다. 물론 너무 이른 시간 안에 갖게 되는 인상(印象)은 논리적으로 근거가 뒷받침되지 못하는 것으로 보일 수도 있고 한심할 정도로 적절치 못한 자료에 기반하고 있을 가능성도 있지만 최소한 추가적인 조사를 해야만 하는 일반적인 영역(정신과 환자의 경우 불안장애, 기분장애, 중증 정신장애)을 확인해준다.

2_ 그 다음 의사들은 가설을 지지하거나 반박하기는 하나, 대안적인 진단의

여지가 항상 남아 있는 추가적인 자료(표2 참조)를 얻는다.

표2 / 추가적인 자료의 원천

- 정확한 진단을 위한 검사와 병원 차트에서 나온 이전 정보
- 가족, 친구들과의 면담
- 빠진 자료를 얻기 위한 환자와의 재 면담
- 실험실 검사
- 영상 연구(엑스레이, CT 스캔, MRI)
- 심리 검사
- 경과 관찰 [1]

3_ 마지막으로, 축적된 충분한 자료를 토대로 최종 가설이 선택된다. 연구
에 따르면 초기 감별진단(비록 그럴 것 같지 않다 하더라도, 증상에 책임이
있을 수 있다고 초기에 판단한 진단들의 목록)에 그 진단이 포함된 경우 정
확한 진단을 선택할 가능성이 높다고 한다.

오류의 원천

의사는 진단 과정에서 발생하는 수많은 오류로 인해 자신과 환자를 어려움
에 빠뜨릴 수 있다. 일부는 변명의 여지가 없는 실수이기도 하지만 칭찬받을
만한 원칙을 지나치게 고집스럽게 적용하는 데서 초래되는 경우도 있다. 몇
가지만 예를 들면 다음과 같다.

- **가장 잘 아는 것에만 초점 맞추기:** '만일 당신에게 있는 유일한 연장이
  망치라면 전부 못으로 보일 것이다'라는 속담이 있다. 폭넓은 지식과 새
  로 관찰한 것을 잘 받아들이는 태도가 정확한 진단에 도움이 된다.
- **편안한 수준을 추구하기:** 어떤 진단은 다른 진단에 비해 부담이 적다. 이
  는 치료가 용이하거나 보다 양호한, 자연스러운 결과를 낸다.
- **직관적 진단에 의존하기:** 경험을 통해 의사는 옳은 진단에 대한 감각을

---

1 경과 관찰은 병을 드러내거나 진단을 판별하는 데에 있어 강력한 수단이다. 그러나 그럼에도 불구하고 진단이 명확해지지
않을 경우, 치료시기를 놓치는 결과를 가져올 수도 있다는 위험성을 안고 있다.

기르게 된다. 그 직관은 보통 옳다. 그러나 크게 낭패를 볼 수도 있기 때문에 직감 수준의 인상은 건전하고 과학적인 정보(표2 참조)로 항상 보완돼야만 한다.

- **성급한 판단:** 직관적인 진단과 연관된다. 논의와 치료 모두 마찬가지이다.
- **통계에 대한 의존:** 만일 어떤 질병 'X'가 인접 지역의 사람들에게서 흔하다면 의사들은 개별 환자를 접할 때 질병 X에 대한 의심을 더 강하게 하게 된다. 다른 정보가 결여돼 있을 경우에는 결과가 좋을 수도 있으나, 개별 환자에게 인구 자료에 기초한 통계수치를 지나치게 열정적으로 적용하려는 것에는 주의가 필요하다.
- **논리적인 추론에 과도하게 의존하기:** 실제 사례를 들어보겠다. 어떤 환자가 빈혈, 무기력, 체중 감소 증상을 보였다. 그가 위험성이 높은 성적 행위에 관여되었기 때문에 주치의는 처음에 AIDS를 의심했으나 HIV 음성으로 밝혀졌다. 나중에 그는 백혈병 진단을 받았다.

정신 상태에 대한 관찰

MSE는 환자의 건강을 평가 · 재평가할 때 활용되는 관찰에 조직화된 틀을 제공한다. 당신이 의식적으로 MSE의 견지에서 생각을 하든 안 하든 간에 그 과정에서 이루어지는 관찰은 모든 정신건강 전문가들의 일상에서 친숙한 부분이어야만 한다. 대체로 이런 관찰은 특별한 질문이나 절차를 요구하지 않는다. 단지 요구하는 것이 하나 있다면 치료기간 중에 드러나는 정보에 주의를 기울이는 것인데, 환자와 나누는 일상적인 대화 등이 그 예가 된다.

환자와 만날 때마다 당신은 MSE의 여섯 가지 전통적 부분인 외양 및 행동, 언어, 사고(思考) 내용, 기분, 인지 상태, 병식(insight; 病識) 및 판단의 측면에 주목한다. 당신이 이 친숙한 MSE의 일부에 변화가 발생했다는 것을 알았을 때가 그 이유에 대한 탐색을 시작할 시점이다. 물론 그런 변화가 양성이거나 전혀 중요하지 않은 경우도 흔하지만, 유일하게 안전한 절차는 이를 바람직한 가능성으로서 마지막에 고려하는 것이다. 그런 변화의 다른 두 가지 가능한 원인으로 주요 정신장애와 신체질환을 들 수 있다. 치료가 너무 늦거나 전혀 이루어지지 않았을 경우 심각하거나 치료가 불가능한 손상을 입을 가능성이 존재하기 때문에 신체적 원인을 우선 고려하는 것이 안전한 방법이다. 즉 신체질환이 완전히 배제된 이후에야 비로소 MSE에서의 변화가 정신질환에 기인하고 있다고 가정해야 한다는 것이다.

이후에는 신체질환을 확인하는 데 도움이 될 수 있는 관찰을 특별히 강조하면서 MSE 부분에 대한 논의를 진행할 것이다. 나는 여섯 개의 범주로 그 관찰들을 분류했고 내가 수십 년간 사용해온 순서로 그것을 정리하였다. 물론 당신이 모든 관찰 방식을 기억하고 있다면 다른 분류 방식이나 순서도 잘 작동할 것이다.

다음의 논의에서 나는 신체장애에 관한 정보를 알려 주는 측면들을 강조하였다. 물론 전형적인 MSE에 포함돼 있는 증상은 매우 많지만 내가 여기에 열거한 것에 주목한 이유는 그것이 특히 신체질환에 의해 초래된 것으로 짐작되기 때문이다. 표3은 신체질환에 의해 영향 받은 것으로 보이지 않는 측면들까지 포함한, 완전한 MSE를 개략적으로 보여주고 있다.

표3 / 최초 면담의 개요 [2]		
주호소	군대	체포
현재 질환의 병력	군종, 계급	
스트레스원(源)	복무 기간	**자살시도**
발병	훈련 문제?	방법
증상	전투?	결과
이전 에피소드	법적 문제가 있었나?	관련된 약물 혹은
치료	범죄	알코올
결과	소송	심각성
진행	종교	심리적
현재까지의 치료	종파	신체적
	흥미	

---

2 From Morrison, James: *The First Interview: Revised for DSM–IV*. New York: Guilford Press, 1995, p.8. Copyright 1995 by The Guilford Press. Reprinted by permission.

입원?
환자가 받은 영향
 기타

개인적 · 사회적 측면
아동기 및 성장기
 출생 장소
 형제 수 및 순서
 양친에 의해 양육되었나?
 부모와의 관계
 입양의 경우:
 – 입양 가족 환경?
 – 입양 가족 외 환경?
아동기의 건강
사춘기의 문제
학대(신체적 혹은 성적)
교육
 최종 학력
 학업 문제
 과도하게 활동적인지
 등교 거부
 행동 문제
 정학 혹은 퇴학
사교적인가?
취미?

성인으로서의 삶
현재 생활상황
 누구와 같이 사는가?
 어디서?
 노숙경험?
 지원체계
 사회이동성
 경제상황
결혼
 연령
 결혼 회수
 자녀의 수, 나이, 성별
 입양아?
 결혼 문제?
성적 취향, 조절
 성교 문제
 피임 방법
 혼외 파트너
 신체적 · 성적 학대?
직업경력
 현재직업
 직업의 수
 직업 변경의 이유
 해고 경험?
여가 활동
 클럽, 단체
 흥미, 취미

과거 병력
주요질환
 수술
 비정신성 약물 치료
 알레르기
 – 환경적
 – 음식
 – 약
비정신과 입원
신체적 손상
AIDS에 대한 위험 요소?
성인기의 신체적 · 성적 학대?

계통적 검토
식욕 장애
두부 손상
발작
만성적 고통
의식 상실
월경 전 증후군
신체화장애에 대한 재조사

가족력
친지 현황
친지들의 정신질환

물질 남용
물질의 유형
사용 기간
양
결과
 의학적 문제
 통제 상실
 개인적 · 대인관계적
 직업
 법
 경제
약물 남용
 처방
 처방 없음

성격특질
평생 이어진 행동패턴
폭력

정신상태 검사
외양
 외관상 나이
 인종
 자세
 영양
 위생 상태
 머리 모양
 옷차림
 – 깔끔한가?
 – 깨끗한가?
 – 패션
행동
 활동수준
 경련?
 매너리즘 및 상동증
 미소?
 눈맞춤
 말할 때 강세를 두는가?
기분
 유형
 불안정성
 적절성
사고의 흐름
 단어 연관
 말의 속도와 리듬
사고의 내용
 공포증
 불안
 강박 사고 · 강박 행동
 자살 의사
 망상
 환각
언어
 이해
 유창성
 이름 붙이기
 반복
 쓰기
인지
 방향감각
 사람
 장소
 시간
기억
 즉시
 최근
 예전
주의 · 집중
 계속해서 7씩 빼기
문화 정보
 대통령 이름 다섯 명 대기
추상적 사고
 유사성
 차이

지금부터 나는 MSE를 신체질환과 연관시켜 논의할 것이다. **굵은 글자**로 표시한 질환은 이 책에서 논의하고 있는 것으로, 특히 MSE를 통해 발견되고 진단되기도 한다. 완전한 MSE를 수행하고 평가하는 데 대한 추가적인 논의를 위해서는 부록에 있는 추천 자료를 보라.

외양과 태도

각성수준(alertness)

환자의 각성수준에 문제가 있다면 어떻게 기술하는 것이 적절한가? 주의산만은 종종 섬망(delirium; 경도 내지 중등도의 의식 혼탁을 중심으로 망각이나 불안·공포를 수반하고, 그 위에 정신운동성의 흥분이 나타나는 상태—역주), 의식 수준의 저하를 동반하는 급속한 인지기능 저하를 가리킨다. 섬망은 순환계, (비타민 혹은 미네랄 등의) 결핍, 내분비계, 전염, 신진대사, 종양, 외상 등 수많은 요인에 의해 발생할 수 있다. **간부전(liver failure)**을 앓는 환자들은 심지어 대화 중에 잠들기도 한다. **만성폐쇄성폐질환(chronic obstructive lung disease)**을 앓고 있는 환자에게서도 주의력의 급격한 변동이 나타날 수 있다. (그러나 단순히 청력에 문제가 있을 뿐인데 주의력 결핍으로 오인되는 경우도 있으므로 주의해야 한다.)

존 엘모어는 검사를 받을 때쯤에는 거의 포기상태였다. 거의 1년간 그의 기억력은 엉망이 되었다. 57세밖에 안 되었으나 그를 아는 모든 사람에게 그는 알츠하이머를 앓고 있는 것으로 보였다. 그의 기분은 가라앉아 있었다. 우울성가성치매(depressive pseudodementia)가 의심되어 약물치료를 실시했으나 그의 전반적인 임상 상태에 큰 영향을 주지는 못했다. 그는 기억 문제 외에도 주의집중 장애를 호소하였고 직장 동료는 그가 간혹 컴퓨터 모니터 앞에 앉은 채 잠에 빠져들기도 한다고 얘기해 주었다.

근로자 보상 검사에서 심층 질의를 한 결과 수개월 전 창고에서 손자의 스케이트보드를 시험해보다가 넘어져 머리를 부딪친 사실이 있음이 드러났다.

그는 "그게 중요한 일이라고는 생각 못했어요."라며 인정했다. "잠깐 어지러웠을 뿐이라고 여겼지만 한 1, 2분 정도는 정신이 나갔던 것 같네요. 좀 당황스러웠고 그래서 아무에게도 말하지 않았지요."

두부 MRI 검사 결과 작은 **경막하혈종(subdural hematoma)**이 발견되었다.

검사자에 대한 태도

환자는 다정한가 아니면 말수가 적은가? 적대적인가 혹은 의심이 많은가? 눈에 띄게 감정이 없다면 그것은 환자가 대화를 지루해 한다든가 아니면 어느 정도는 다른 주제에 비해서는 흥미를 덜 가지고 있음을 의미한다. 그렇지 않다면 그 무감정은, 몇 가지 들자면, **단백질에너지결핍증(protein energy malnutrition)**, **섬유근육통(fibromyalgia)**, **고혈압(hypertension)**, **다발성경화증(multiple sclerosis)**, **월경전증후군(premenstrual syndrome)**, **전신성홍반성낭창(systemic lupus erythematosus)**을 비롯한 수많은 장애의 증상이 될 수 있는 피로를 단순히 가리키는 것인가?

어느 정신과 의사는 한동안 자신이 정신과 치료를 받을 필요가 있다고 생각했다. "중요한 점은 환자에 대한 흥미를 잃었다는 것이에요. 심지어 아침에 일어나는 것조차 싫다니까요."

다행히도 그가 마지막으로 도움을 구한 사람은 내과전문의였다. 그는 기억조차 못하고 있었지만 검사 결과 **라임병(Lyme disease)** 양성으로 판정되었다. 항생제 처방으로 그는 일에 대한 흥미를 바로 되찾을 수 있었다.

MSE의 다른 모든 측면에서처럼, 여기서는 환자의 일상적인 행동에 나타나는 변화에 주의를 기울이는 것이 중요하다는 점을 말하고 있다. 새로운 질환이 진행되고 있다는 것을 암시할 수 있는 '태도의 갑작스런 변화'—적대감 폭발, 부자연스런 주의력 상실—에 주의를 기울이면서 치료에 임해야 한다.

연령

환자는 몇 살로 보이고 실제 연령과 비교해서는 어떠한가? 심장질환처럼 심각하고 특히 만성적인 신체질환은 환자의 얼굴에 그 흔적을 남기고 실제보다 더 나이 들어 보이게 한다. 단순한 비만에 의한 것이든 **쿠싱병(Cushing's disease)** 같은 좀 더 특이한 원인에 의한 것이든 간에 과체중은 주름을 메우고 종종 나이보다 어려 보이게 하는 효과가 있다. 턱수염, 가발 같은 것에 가려진 환자의 실제 연령을 가늠해 보려는 시도도 필요하다.

자세

환자의 자세에 주목하라. **파킨슨증(parkinsonism)**을 지닌 것처럼 구부정한가? 척추의 이상으로 인한 [**부갑상선기능항진증(hyperparathyroidism)**에서 기인한 골다공증(osteoporosis)이 원인이 되기도 하는] 꼽추인가? 꼿꼿한 태도도 예사롭게 봐서는 안 된다. 오랜 군 경력 때문일 수도 있지만 척추유합술의 부산물일 수도 있기 때문이다.

체격

환자의 체격은 어떤가? 탄탄한가? 체격이 좋거나 뚱뚱하다면 **갑상선기능저하증(hypothyroidism)** 때문일까? [뚱뚱한 환자들은 **수면무호흡증(sleep apnea)**의 위험도 지니고 있음을 명심하라.] 날씬한가? 수척할 정도로 마른 환자는 거식증(anorexia nervosa)이 있거나 그게 아니면 **당뇨병(diabetes)**, **갑상선기능항진증(hyperthyroidism)**, 혹은 **단백질에너지결핍증** 같은 신체질환을 앓고 있는 것일 수도 있다.

저쪽 대기실에 앉아 있는 배리 올든은 다른 두 명의 수감자와 별다를 것이 없어 보였다. 그러나 그가 자기 차례가 되어 일어섰을 때 그를 호명한 의사에게 몇 가지가 눈에 띄었다.

"그가 일어섰는데 계속해서 일어나고 있는 것처럼 보였어요."라고 의사는 말했다. "문제는 단지 키가 크다는 것뿐만 아니라 그 비율이었습니다. 그의 허리띠 버클은 몸 중심 한참 위에 있었어요. 그의 키 6피트 7인치의 대부분은 다리 길이였던 거예요!"

그 후의 유전자 검사에서 배리는 X 염색체가 하나 더 있어 모두 47개의 염색체를 갖는 **클라인펠터증후군(Klinefelter's syndrome)**이라는 진단을 받았다.

일반적 근육활동

당신 환자의 활동량은 어떤가? 통상적으로 근육 활동이 적다는 것은 **갑상선기능저하증**과 **섬유근육통** 같은 다양한 상태와 연관된 것일 수 있다.

활동 스펙트럼의 다른 측면에, 단순한 불안에서 비롯된 것일 수 있는 안절부절 못하는 행동이 있다. 그것이 **헌팅턴병(Huntington's disease)**의 초기 증상일 수도 있을까? 그 환자는 단순히 뭔가를 걱정하여 동요하는 것처럼 보이는 걸까, 아니면 **만성폐쇄성폐질환**이 모두 촉진하는 불안과 동요를 보이는 것일까? 이것이 **부갑상선기능항진증**에 의한 흥분성섬망일 수도 있을까?

헨리에타 도커리는 심리치료사를 처음 방문했을 때 치료실 복도를 문자 그대로 배회하였다. "물론 나는 신경이 과민해요! 내게는 다섯 살이 안 된 아이가 넷이나 있어요. 신경과민이라는 건 바로 그 댓가지요! 이런, 여기는 왜 이리 더운 거야."

헨리에타의 동공은 평소보다 약간 더 확장돼 보였고 2월 기후에 비해 지나치게 가벼워 보이는 블라우스의 칼라마저 풀려고 하였다. 치료사는 그녀가 아직 20대인 마른 여성임을 감안했을 때 다소 부어 있는 듯한 그녀의 목을 보고는 의학적 정밀 검사를 권유하였다. 그녀는 **갑상선기능항진증**이었고 이것으로 그녀의 증상은 모두 설명되었다.

좌불안석증(akathisia)은 근육 과도 활동의 특수한 형태로서 가만히 앉아있지 못하고 일어나 끊임없이 실내를 배회하게 되는 질환이다. 보통은 정신과 약물의 부작용으로 나타나지만 치매 환자들에게서도 발생할 수 있다.

평범한 일상적 행위를 완수하는 데 어려움을 주는 실행증(apraxia; 失行症)의 증거에 대한 주목이 필요하다. 이런 환자들은 신체적으로 무력할 이유가 전혀 없음에도 코트의 단추를 채우거나 글을 쓰는 일 등을 잘 못한다. 실행증은 **뇌졸중(stoke)**이나 **알츠하이머병(Alzheimer's disease)** 같은 심각한 신경과적 장애를 암시하기도 한다.

엘리자베스 시일리는 약 1년 전 남편이 45세의 나이로 사망하자 처음으로 지지치료를 전문으로 하는 심리치료사를 찾아왔다. 그녀는 회기 때마다 단정한 옷차림과 장소에 어울리는 머리 모양을 하고 와서 핸드백을 무릎 위에 얌전히 올려놓고 앉아서는 자신이 겪고 있는 외로움에 대해 얘기하곤 했다.
그러나 최근 몇 회기 동안은 좀 달랐다. 첫 번째 증상은 옷차림과는 잘 어울리지 않는 핸드백이었는데, 최근에는 완전히 단정치 못해져 구겨진 옷을 입고 오기 일쑤였다. 한번은 블라우스의 옆트임 부분에 스크램블드에그 얼룩을 묻혀 오기도 했을 정도였다. 코트를 입을 때면 큰 단추를 채우는 데에도 꽤 애쓰는 것처럼 보였다.
간이 정신상태검사(Mini-MSE; MMSE) 결과, 그녀에게 치매가 있는 것으로 밝혀졌다.

1874년에 처음으로 일목요연하게 기술된 자동운동성 이상인 긴장성증상(catatonic symptoms)은 오늘날 대형 정신병원에서도 보기 어렵다. 이런 증상에는 (편하게 있으라는 말을 들어도 비정상적인 자세를 취하는) 강경증(catalepsy), (외력이 사지에 가해져 만들어진 자세를 그대로 유지하려는) 납굴증(waxy flexibility), (외부의 명령에 반항하는) 거절증(negativism), 무언증(mutism), (목적 없는, 반복적인 움직임을 보이는) 상동증(stereotypies)이 포함된다. 그것들은 전통적으로 조현병(schizophrenia; 정신분열병의 새 이름—역주), 기분장애 등과 연관된 것으로 인식되고 있지만, **간질(epilepsy), 결절성경화증(tuberous sclerosis), 티아민결핍증(thiamine deficiency)** 그리고 **호모시스틴뇨증(homocystinuria)**의 최소한 한 형태와 같은 다양한 상황에서도 역시 보고되고 있다.

구급의료대원에게 발견됐을 때, 그는 아무 말 없이 멍하니 문가에 앉은 채였다. 그는 검사 시도에 저항하며 눈을 떠보라는 말에도 꼭 감고 뜨지 않았다. 그래서 그는 '존 도우'라는 이름으로 병원의 폐쇄구역에 있게 됐는데, 다음날 아침 거기서 있었던 일에 대해 한 간호조무사는 다음과 같이 말해 주었다.

"그는 거기서 그저 바위처럼 꼼짝 않고 누워 있기만 했어요. 그래서 나는 그에게 뭔가 해줘야겠다고 생각했어요. 그의 베개를 부풀리기 시작했는데, 내가 베개를 뺐는데도 전혀 움직이지 않는 거예요. 진짜로 침대 매트리스 1, 2인치 위 허공에 그냥 매달려 있는 것처럼 말이에요. 그 사람 벌써 5분째 아직도 거기서 그러고 있어요!"

조현병을 의심하는 의견도 있었으나 긴장성 조현병(catatonic schizophrenia)은 드물고 또 긴장성 조현병에는 수많은 신체적 원인들이 존재한다는 점을 지적하는 의견도 있었다. 통상적인 임상검사 결과 **부갑상선기능항진증**을 시사하는 증거를 신속히 발견할 수 있었다.

걸음걸이

환자가 대기실 의자에서 일어나 복도를 가로질러 당신에게 와 인사할 때를 환자의 일반적인 동작을 관찰하는 기회로 삼는 것이 좋다. 몸의 움직임이 부드럽고 우아한가? 부자연스럽고 툭툭 끊어지는 것 같은 걸음걸이는 **간부전**, **정상뇌압수두증(normal pressure hydrocephalus)**, **대뇌운동실조(cerebral ataxia)**, **크로이츠펠트-야콥병(Creutzfeldt-Jakob disease)** 그리고 **진행성핵상성마비(progressive supranuclear palsy)**를 비롯한 다양한 의학적 · 신경과적 문제들을 암시한다.

허브 고어맨은 이혼 전 상담에 참석한 2년 전 이후로는 상담을 받고 있지 않다. 마지막 상담 후 그는 스스로 '새처럼 자유로운' 삶을 살겠다고 선언했고 거의 문자 그대로 황급히 치료실을 떠나 곧 세 번째 부인이 될 여인의 품에 안겼다. 이제 그가 우울증을 호소하며 되돌아 왔는데, 분명히 전처럼 치료실을 떠나는 일은 없었다. "어느 편이냐 하면, 그는 발을 질질 끌며 걸어요." 허브의 담당 의사는 전화로 신경전문의에게 자문을 구하며 말했다. "사실, 그게 내가 그에 관해 알 수 있는 거의 모든 것이에요. 짧은 보폭으로 발을 질질 끌며 걷고 있다는 것 말이에요. 그리고 지금 그는 정서가 없는 사람 같아요. 거의 아무런 감정 표현도 없답니다."

같은 날, **파킨슨병(Parkinson's disease)**이 아닌가 했던 담당 의사의 짐작은 옳은 것으로 확인되었다.

진전(tremor; 震顫)

보통 상지(upper extremities)에서 나타나는 떨림인 '진전'은 다양한 형태로 드러난다. 알코올의 금단증상으로 나타나는 것과 같이 거친 진전의 경우 그 흔들림은 멀리에서도 눈에 띌 정도로 분명하다. 그런 환자는 심지어 컵에 있는 물을 쏟지 않고 마시는 것이 불가능할 정도이다. 그러나 미세한 진전은 눈으로 확인하기가 쉽지 않아서, 손바닥이 아래로 향하게 손을 든 상태에서 그 위에 메모지를 올려놓는 방법으로 증폭해 확인해야만 하는 경우도 있다.

기도진전(intention tremor)은 집게손가락을 종이의 한 점 위에 정확히 대려고 하는 것과 같이 환자가 어떤 목적을 가지고 손을 움직이려고 할 때만 나타난다. 손가락이 거칠게 흔들리면서 그 점을 정확히 짚지 못하게 되는 그런 증상은 **뇌손상(brain injury)** 혹은 **다발성경화증**의 가능성을 보여준다. 엄지손가락이 검지와 중지에 대해 마치 서로 문지르듯 앞뒤로 움직이는 '환약말이떨림(pill-rolling tremor)'은 손이 쉬고 있을 때 주로 나타난다. 정신작용제에 의해 유도되는 **파킨슨병**이나 가성파킨슨증후군(pseudoparkinsonism)에서 발견된다. 마지막으로, **갑상선질환(thyroid disease)**, **저혈당(low blood sugar)**, 불안, 혹은 리튬이나 항우울제 같은 약의 사용 등이 미세한 진전을 일으키기도 한다.

인슐린-의존성 당뇨병 환자인 심리치료사 레슬리 케이는 여느 때와 달리 다른 사람들에게 있는 그 증상에 주의를 기울였다. 환자들은 회기 중 두 번이나 그들이 지니고 있는 당뇨병을 보다 잘 관리해야 한다는 사실을 깨닫게 하는 증상을 보였다.

인슐린을 투여한 지 이제 겨우 네 달밖에 안 된 십대 소녀 루이지는 불안을 호소하고 있었으며, 들고 있던 컵에서 다이어트 소다를 흘릴 정도로 심하게 손을 떨고 있었다. 인슐린 반응을 의심하면서 레슬리는 다이어트 음료를 오렌지 주스로 바꿔준 후 루이지를 내분비내과전문의에게 되돌려 보내 다른 적절한 처방을 받도록 하였다.

방금 언급된 것보다 더 거칠고 희귀한 또 다른 진전으로는 **윌슨병(Wilson's disease)**에 의한 것을 들 수 있다. 상박 전체가 어깨에서 퍼덕거리게 되어, 만일 환자의 팔이 팔꿈치에서 굽어 있다면 마치 새가 날개 치는 것처럼 보이게 된다. 고정자세불능증(asterixis)은 손목에서 퍼진 손이 거칠게 떨리는 증상으로 말기 **간부전** 환자에게서 나타난다.

마지막으로, 어떤 사람은 양성 혹은 가족성진전이라 불리는 상태를 유전적으로 물려받기도 한다는 점을 유념해야 한다. 그리 드물지 않아서 총 인구 200명 중 약 한 명이 여기에 해당한다. 최악의 스트레스 상황에서 발생할 수도 있고 팔을 뻗었을 때에만 확인할 수 있는 경우도 있다. 이런 사람들이 때때로 파킨슨증을 가지고 있는 것으로 오인되기도 하지만, 양성진전은 그저 양성이라고 말할 수 있다.

같은 치료사가 제롤드 폰티우스를 신경전문의에게 의뢰하였다. 제롤드는 '자아실현'을 위해 그때 막 치료를 시작한 상태였고 최초 심리 검사 도중 손이 심하게 떨려 받아쓰기 한 문장조차 쓸 수 없었다. 신경전문의가 양성진전이라는 진단을 내린 후 제롤드와 치료사는 증상과 '건강에 대해 지나치게 걱정하는 것'에 관해 논의하였다.

지연운동이상증(Tardive Dyskinesia; TD)

얼굴과 어깨에서 보이는 이 비정상적 동작은 클로로프로마진 같은 정신작용제에 장기간 노출된 후에 나타난다. 그 움직임은 혀의 반복적인 융기, 주름진 입술처럼 명확하기도 하고 입 속에서 쉬고 있을 때에만 나타나는 혀의 주기적인 움직임 같이 미묘한 경우도 있다. TD는 과도한 양의 약을 복용하거나 약에 장기간 노출되거나 조현병을 앓고 있지 않은 환자에게 투약되는 경우 발병 위험이 커진다.

표정

당신이 이야기할 때 환자의 표정 변화가 어느 정도인지 주목해 보라. 조현병이 '고정되고 변하지 않는 표정'의 원인이 되기도 하지만, **라임병** 혹은 **파킨슨병** 등에 기인한 안면마비의 가능성 역시 고려해야 한다. [벨마비(Bell's palsy; 머리와 목에 분포된 12개의 신경 중 7번 신경인 안면신경이 마비되어 얼굴 근육을 움

직일 수 없는 상태—역주)에 의한 마비는 보통 일측성이며 정신증상 혹은 행동 증상과는 관련이 없다.]

얼굴의 불수의적인 수축, 즉 경련은 대부분 틱에 의한 것으로 보이나 찡그린 얼굴 역시 **부갑상선기능저하증(hypoparathyroidism)**의 증상일 수 있다.

주시

강하고 지속되는 주시는 다른 사람이 당신이 해야 하는 말에 관심을 가지고 있다는 것을 뜻하기도 하지만 **파킨슨증** 같은 신경과적 장애를 나타내는 것일는지도 모른다. 시선을 아래로 돌릴 수 없는 환자는 **진행성핵상성마비**에 의해 고통 받고 있는 것일 수 있다. 안구가 전후 혹은 위아래로 빠르게 흔들리는 안구진탕증(nystagmus)은 건강에 해롭지 않은 선천적인 장애일 수도 있지만 **티아민결핍**, 진정제의 사용, **뇌농양(brain abscess), 메니에르증후군(Ménière's syndrome)** 같은 다양한 이유에 의해서도 나타날 수 있다.

워렌 오츠는 작은 검사실의 책상에 지팡이를 기대어 놓고 접이의자에 쓰러지듯 앉았다. 그는 이제 막 인근 종합병원에서, 종합진료과에서 정형외과로 갔다가 안과를 거쳐 다시 돌아오는 식으로 이 과에서 저 과로 이리저리 왕복하며 여덟 시간을 보낸 후였다. 이 과정의 마지막에서 처음 예약한 곳으로 다섯 달 후에 다시 오라는 얘기를 들었다. 한 간호사가 마침내 그가 우울증 같은 감정적 문제를 앓고 있는 것으로 보여 정신건강 분야로 가는 것으로 마무리될 것 같다고 설명해주었다.

거기서 의사는 그의 우울증에 관해 자세한 내용을 적은 후 지팡이에 대해 물었다. 비록 요즘 더 많은 어려움을 겪고 있긴 하지만, 기억할 수 있는 어린 시절부터 다리를 절었노라고 그는 일관성 없이 설명했다. 말하는 도중 그의 시선은 미세하게 앞뒤로 흔들렸으나 분명한 안구진탕증이었다. 다발성경화증을 의심하면서 그 의사는 신경과에 급하게 예약을 주선해 주었다.

갑상선기능항진증을 지닌 환자에겐 때때로 안구돌출증(exophthalmos)이 함께 생길 수 있다. 거기다 시선을 아래로 향할 때 눈꺼풀이 일반적인 경우와 달리 즉시 내려오지 않는 증상을 겪기도 한다. 일에 열중해 있더라도 실내에서 선글라스를 쓰고 있다면, 어떤 증거를 감추기 위한 것인지 잠깐 멈춰 생각해 보라. 마리화나를 사용해서 붉어진 눈인가? **뇌졸중**이나 무산소증(anoxia)의 병력을 말해주는 확장된 동공인가? 마취제 중독으로 인한 축소된 동공인가? 그것도 아니면 단지 눈물을 감추기 위해서인가?

피부

피부색이 어둡게 변색된다면 단순한 선탠 이상일 수도 있다. **펠라그라 (pellagra)** 혹은 **애디슨병(Addison's)** 등의 가능성에 유의하라. 피부가 정도 이상으로 창백하다면 빈혈(anemia)을 의심할 수 있으나 **갑상선기능저하증**이나 **신부전**을 뜻할 가능성도 있다.

> "글쎄요, 물론 그것들은 다르죠." 보니 맥클라우드는 그녀의 오랜 치료사에게 귀가 울리고 있는 것에 대해 설명하느라 애쓰고 있었다. "그 목소리는 바로 제 뒤에서 들려요. 그리고 몇 년 동안 약을 충분히 먹어서 그 소리들이 안 들리게 할 수 있었어요. 그걸 좋아하지는 않았거든요. 하지만 실제로 그 울리는 소리가 귀 안에서 나고 있는데 몇 달 전에야 그걸 알아차렸어요."
> 치료사는 그녀가 평소보다 더 창백해 보이는 데 주목했다. "알아요." 보니는 말했다. "내 영혼의 목소리 중 하나도 같은 얘기를 하고 있어요."
> 혈액검사를 통해 대적혈구성빈혈(macrocytic anemia)과 **악성빈혈(pernicious anemia)**이 신속히 확인되었다.

홍조 자국은 **폐경(menopause)**을 암시하는 것인가? 갑작스런 홍조는 사회공포증의 증상일 수 있으나 **유암종증후군(carcinoid syndrome)**의 특징일 가능성 역시 존재한다.

황달(피부가 비정상적으로 노란빛을 띠는 것으로 종종 눈의 흰자에서 먼저 확인할 수 있음.)은 간질환을 가리킨다. **간부전**이 심하면 피부가 간지러워져 긁게 된다. **신경섬유종증(neurofibromatosis)**에 나타나는 물집 같은 소수포라든가 **스터지-웨버병(Sturge-Weber disease)**의 자주색 병반 같이 눈에 잘 띄는, 더 심한 피부질환도 있다. 발진은 대개 양성이어서(따끔하고 열나는 것을 생각해 보라.) 그냥 지나치기 쉽지만 고전적인 피부병리일 수도 있다.

> 셋째 아이를 낳자마자 바로 몇 달 동안 로다 바는 우울증과 피로감을 호소하고 있었다. 그녀와 남편 그리고 가족 주치의 모두 그녀가 만성피로증후군(chronic fatigue syndrome)을 겪고 있다고 생각해 심리치료를 의뢰했다.
> 6월 중순 어느 오후, 회기가 시작하려는 즈음에 로다의 치료사는 그녀 얼굴에 나타난 변화에 깜짝 놀라고 말았다. 밝은 빨간색의 발진이 한쪽 볼에서부터 콧잔등을 지나쳐 다른 쪽 볼까지 덮여 있었던 것이다. 그것에 관해 묻자 그녀는 "해수욕장에 다녀온 이후로 더 심해졌어요. 메이크업으로 가리곤 했는데 이젠 그마저도 포기했어요."라고 대답했다.
> 자문 결과 그녀의 발진과 피로의 원인은 **전신성홍반성낭창**으로 밝혀졌다.

악수를 하게 되면 환자의 손이 지나치게 건조하거나 습하다는 사실을 알게 되는데 그것은 각각 **갑상선기능저하증** 및 **갑상선기능항진증**을 가리키는 것일 수 있다. 멍은 그냥 지나치지 않는 것이 좋다. 단순한 부주의나 아스피린의 지나친 복용 같은 일상적인 이유에 의한 것일 수도 있지만 신체적 학대라든가 **신부전** 혹은 **간부전** 같이 좋지 않은 조짐을 떠올리게도 하기 때문이다.

상처의 모양이나 위치 역시 중요하다. 손목에 난 상처는 자살 시도로 인한 것은 아닌지, 담뱃불로 인해 사지에 나 있는 동그란 화상 자국은 신체적 학대나 자해의 흔적은 아닌지, 목 앞쪽에서 발견되는 반달 모양의 수술 흔적은 **갑상선기능저하증**으로 인한 갑상선절제술(thyroidectomy)에 의한 것은 아닌지 의심해 봐야 하기 때문이다.

구술검사의 일환으로 환자를 면담하는 동안 정신과 의사는 곤경에 빠지고 말았다. 보너 박사는 필기에 집중하다 환자의 모발에 반쯤 가려진, 오른쪽 이마에 나있는 작고 동그란 상처를 보지 못했던 것이다. 면담이 끝나자마자 바로 시작된 그 기록에 대한 심층 조사에서도 환자가 치료실을 나갈 때 발을 절고 있었다는 사실을 감안하지 못했다. 두 명의 심사관을 더 거쳐서야 가능한 하나의 결론에 도달할 수 있었다. 이 우울한 환자는 사실 총기 자해의 생존자였고 면담 과정에서 그 사실을 밝히지 않았던 것이다.

모발

당신이 피부의 주요 부속물인 머리카락에서 볼 수 있는 것은 무엇인가? 일반적으로 성인의 반수가 탈모를 경험한다. 그러나 남성과 여성 모두에게 그것은 **간부전** 혹은 **영양실조증(malnutrition)**에 의한 것일 수 있다. 여성에게서 주로 나타나는 체모 증가는 부신종양이나 **간부전** 같은 내분비계 질환을 암시한다. **갑상선기능항진증**을 앓고 있는 환자는 때때로 이전에 비해 모발이 가늘어졌다고 보고하기도 한다.

나오미 허시가 전국 우울증 경계주간 행사 중 심사 약속을 위해 나타났을 때, 의사의 눈에 가장 먼저 띈 것은 그녀의 머리카락이었다. 깔끔하지 않고 부스스했으며 그녀의 눈썹은 거의 다 빠진 것처럼 보였다. 실험실 검사 결과 **갑상선기능저하증**으로 밝혀졌다.

체취

예사롭지 않은 체취에는 신경을 써야 한다. 좋지 않은 입 냄새는 대개 부적절한 구강 위생에 기인하지만, **간부전**의 결과일 수도 있다(fetor hepaticus; 간성구취). 옷에 묻은 소변 냄새는 **정상뇌압수두증**에 의한 요실금을 나타내기도 한다.

옷차림

옷차림이 깨끗하고 단정하며 날씨에 알맞은가? 항상 정확하지는 않아도, 의사들은 해지고 더럽고 꽉 끼거나 기온에 맞지 않은 환자의 옷차림을 보면서 사회적 배경, 경제적 환경, 정신장애에 대한 진단 등 많은 것들을 추론해낸다. 셔츠 앞부분에 난 아침식사 음식 자국, 잘못 끼워진 단추, 맨발 차림, 혹은 풀린 신발끈 등 단정치 못한 옷매무새를 통해서도 많은 원인을 가지고 있는 치매를 눈치 챌 수 있다.

엘리노어 타운젠드는 자신이 도움을 구하고 있는 이유를 확신하지 못했다. 네 아이를 키우고 동화 작가로서 경력을 만들어 가면서 건강하게 생활하고 있었기 때문이다. 현재 그녀는 아픈 곳이 없어서 가족 주치의에게 자문조차 구하지 않았다. 그러나 아주 좋다고도 느낄 수 없었으므로 심리치료사를 찾게 되었던 것이다.

엘리노어는 밝고 들떠 있는 것처럼 보였다. 사실, 그녀의 정신 상태는 지극히 정상적인 것으로 보였다. 그녀의 조심스레 다려진 스커트가 엉덩이 부분에 묻은 페인트 자국으로 망쳐진 것을 보기 전까지는 말이다. 치료사가 그날 점심식사를 위해 외출했다 돌아오면서 본, 새로 칠해진 페인트가 묻은 것은 아닌지 의심했다. 엘리노어는 어떻게 그런 지경에 처했는지 기억하지 못했으나 자세히 묻자 그런 식으로 옷이 구겨진 경험이 또 있었고 문득 정신을 차려보니 가고자 하지 않은 곳에 있는 자신을 발견한 적이 있음을 인정했다. 이어진 뇌전도 검사를 통해 오른쪽 측두엽에서 비정상적인 활동을 발견하였고 MRI 검사에서는 **수막종**(meningioma)으로 진단된 종양이 확인되었다.

음성

환자의 목소리 높낮이가 처음에 비해 변화가 있는가? 저음 혹은 목쉰 소리
는 흡연 때문이 아니라면 **갑상선기능저하증**에 의한 것일 가능성도 있다.

> 어느 나이든 남성이 자신에 대해 어떤 음모를 꾸미고 있다고 의심하면서 집
> 주인을 총으로 살해했다. 그가 가진 정신병의 연원을 추적해 보니 폐로부터
> 전이된 **뇌종양**에 이르렀다. 이 진단의 실마리는 최근 들어 높아지고 걸걸해
> 진 그의 목소리였는데, 원발성 종양으로 인한 성대마비 때문인 것으로 판단
> 되었다.

외양 및 행동의 기타 항목

부어오른 발목(edema; 부종)은 **울혈성심부전(congestive heart failure)**, **월
경전증후군, 티아민결핍증**을 암시한다.
다른 특이한 종류의 행동을 주목하는 것도 필요하다.

- 병원 직원이 심한 갈증 때문에 매일 물을 마신 스티로폼 물컵을 열 개
  이상 모아 두는 한 입원 환자를 관찰한 끝에 **당뇨병(diabetes mellitus)**
  진단을 내릴 수 있었다.
- 조현병으로 장기간 입원해 있는 또 다른 환자는 분수 주변에서 오랫동
  안 시간을 보내 눈에 띄었다. 그는 혈중 나트륨 수치가 낮아서 생기는
  저나트륨혈증(hyponatremia)에 의한 **뇌병증(encephalopathy)** 증상
  을 보여 검사를 받았다.

그러나 특이한 행동 모두가 신체질환을 의미하는 것은 아니라는 점을 기억

하기 바란다.

- 병원 직원이 눈에 띌 때마다 아테인(Artane; 주로 파킨슨병 치료에 사용되는 항무스카린성 약물—역주)을 얻기 위해 급성 근실조증(acute dystonia)을 흉내 내며 목을 비틀고 눈동자를 천장 쪽으로 향한 채 방안을 어슬렁거리는 환자도 있다.

기분(정서)

용어를 혼용하는 경우도 있지만 정서란 보통 감정(기분) 상태뿐 아니라 환자가 어떻게 느끼고 있는지 짐작해볼 수 있는 신체적 특징들(얼굴 표정, 활동 수준)도 가리킨다. 관찰해야 할 기분의 세 차원으로는 유형, 불안정성, 적절성이 있다.

기분의 유형

기분의 유형은 환자가 현재 감정 상태에 대해 "나는 ○○하다고 느껴요."라고 진술할 때 쓰는 하나의 형용사로 표현된다. 느낌을 나타내는 데 사용되는 단어는 매우 많지만 분노, 근심, 만족, 혐오, 공포, 죄책감, 성가심, 기쁨, 슬픔, 수치심, 놀라움 같은 기본적 범주로 줄여 볼 수 있다. 이들 중 몇몇은 종종 신체적인 질병과 관련이 있다.

슬픔(우울)

종류야 무엇이 됐든 질병을 지니고 있다는 사실은 본래 우울한 것이다. 그러나 여기서 언급하고자 하는 것은 단지 나쁜 소식에 대한 반응 이상의 것이다.

밑에 언급한 질병들은, 심지어 자신에게 의학적 질환이 있다는 사실을 모르는 환자에게조차 생리학적으로 우울증상을 일으킬 수 있는 것들이다. 물론 환자의 경험 자체가 단순한 슬픔 이상의 뭔가를 포함하고 있는 경우도 많다. 정확히 말하면 우울증상은 피로감, 죄책감, 집중력 저하, 죽음에 대한 생각, 흥미 및 식욕 상실, 정신운동의 증가 및 감소, 수면 시간·식욕·체중의 변화를 포함하는 주요 우울 에피소드의 다른 증상들을 자주 동반한다.

발작장애(간질) 환자의 3분의 2가 **당뇨병**을 앓는 반면 거의 반수는 우울증상을 지니고 있다. **갑상선기능저하증, 갑상선기능항진증, 부갑상선기능저하증, 부갑상선기능항진증**이 우울증을 일으키는 네 가지 내분비 질환이다. 우울증은 **다발성경화증, 뇌졸중** 그리고 **뇌종양(brain tumor)**에 의한 뇌의 형태학적 변화로부터 오기도 한다. **포르피린증(porphyria)**과 **윌슨병**은 대사성 질환에 포함되고 **라임병**과 **매독(syphilis)**은 감염성 질환에 속한다. 최소 한 종류의 비타민 결핍(**펠라그라**)은 유전된 신경과적 질환인 **헌팅턴병**과 유사한 것으로 여겨진다. 또 다른 두 가지를 지적한다면 **파킨슨병**과 **췌장암**을 들 수 있다. 이번 절에서 약간의 사례를 들겠다.

불안

당신이 짐작하는 것처럼, 공황발작을 포함한 불안증상은 심장이나 폐의 기능에 영향을 미치는 **폐암(lung cancer)**, **승모판탈출증(mitral valve prolapse)**, **심부정맥(cardiac arrhythmias)** 그리고 **만성폐쇄성폐질환**을 포함한 많은 장애와 관련이 있다.

45세의 브레프니 오코넬은 계절성기분장애(seasonal mood disorder)로 치료받고 있었다. 10년 동안 11월이 되면 정기적으로 우울증을 겪었는데 그로 인해 (결혼 실패, 큰아들의 정신지체에 대한) 죄책감과 불안발작을 경험하고 심지어는 자살에 대한 생각까지 하곤 했다. 항우울제 처방이 기분저하와 불안에 늘 도움이 되었으나 이듬해 봄이 되면 "약간 붕 뜨게 된다."는 그의 말대로 기분이 진정으로 들뜨곤 했다.

이런 주기를 몇 년 되풀이한 어느 5월 아침에 그는 잠자리에서 일어나 '지금까지 겪은 것 중 최악의 공황발작'을 경험했다. 숨을 쉴 수 없을 것처럼 느껴서 열린 창문 옆에 앉아 헐떡거렸다. "그저 공기에서 산소를 쥐어짜내려 하고 있었던 거죠." 그는 단지 무서웠을 뿐 우울증에 빠진 것은 아니라고 부인했지만, 항우울제를 다시 복용하기 시작했다. 다음 며칠 동안 그는 잠을 설쳤고 식욕은 곤두박질쳤으며 불안과 초조는 극에 달해 집안을 돌아다니면서 지나치게 자주 환기시키곤 했다.

그는 죽을지도 모른다는 끊임없는 공포를 더 이상 견딜 수 없게 되어서야 비로소 병원에 갔다. 신체검사 결과 숨을 깊게 들이마셨을 때 가슴에서 부글부글하는 잡음이 난다는 것을 알게 됐고 흉부 엑스레이로 폐렴을 확인할 수 있었다. 그는 항우울제 복용을 중단하고 항생제를 투약하기 시작했다. 3일 안에 불안발작이 사라져 정상적으로 호흡할 수 있게 되었다.

그러나 공황발작은 가슴과는 직접 관련 없는 **메니에르증후군, 당뇨병**에서의 인슐린 반응 그리고 **섬유근육통**과도 관련이 있는 것으로 보고되고 있다. 다른 불안증상은 **부갑상선기능항진증, 갑상선기능항진증, 라임병, 빈혈(anemia), 갈색세포종(pheochromocytoma), 포르피린증** 그리고 **월경전증후군**에 이르는 다채로운 질환에서 언급되고 있다. 공황발작에서 자주 지적되는, 곧 죽을 것 같은 느낌 역시 위장관 출혈을 경험한 환자들로부터도 보고된 바 있다.

자극과민성(irritability)

특별히 이 정서에 관련된 신체질환들을 언급한 연구 문헌은 별로 없다. 그러나 **갑상선기능항진증, 편두통(migraine), 수면무호흡증(sleep apnea)** 그리고 **ADH분비이상증후군(syndrome of inappropriate ADH secretion)**과 일부 질환에서 이러한 현상을 볼 수 있음은 확실하다.

다행증(euphoria)

헌팅턴병, 다발성경화증, 뇌졸중, 타박상 같은 기타 **뇌손상**의 간헐적인 특징으로 의기양양한 정도가 지나치게 되는 현상이 나타나기도 한다.

기분의 불안정성

웃다가 울다가 그리고 나서 바로 다시 웃곤 하는 행위는 지극히 정상적인 것이다. 영화를 보거나 책을 읽으면서 이런 경험을 해보지 않은 사람이 어디 있겠는가. 그러나 별다른 자극이 없는 상태에서 기분이 극단적으로 불안정해지는 현상은 **간부전, 다발성경화증, 크로이츠펠트-야콥병, 뇌졸중** 그리고 **진행성핵상성마비** 등에서 나타날 수 있다.

반대편 극단에는 감정적 둔마(감소된 불안정성)가 위치한다. 이전에는 조현병과 연관 지어 보는 경우가 많았지만 치매의 특징으로 나타나기도 한다. 무표정함(어떤 사람은 이를 기분의 고양과 연관시키기도 한다.)은 **파킨슨병**을 지닌 환자들의 감정을 뻣뻣하고 차가워 보이게 하므로, 외양만으로는 그들의 진정한 감정을 판단하기 어렵다.

기분의 적절성

기분의 세 번째 차원은 생각과 말의 내용이 적절한가에 관한 것이다. 부모의 죽음에 웃음을 터뜨린다면 적절하지 않은 감정 상태임을 나타내는 것일 수 있다. (물론 당신은 죽은 부모가 폭군처럼 군림했을 가능성 같은, 사실의 모든 측면을 알아야 한다.) 대개 조현병이 그 원인으로 지목되긴 하지만, 부적절한 감정은 **뇌졸중, 다발성경화증**의 증상이 될 수 있는 가성연수마비(pseudobulbar palsy) 상태에서도 발견된다.

> 치료 회기 중 로위나 파머는 자기 어머니의 행동이 이상하다며 목소리를 높였다. "슬픈 일이나 나를 성가시게 하는 것에 대해 말하면 아마 엄마는 웃을 거예요. 엄마는 정상이 아니에요. 때때로 나는 엄마가 그저 내 화를 돋우려 한다고 생각할 정도예요."

파머의 어머니가 최근에 발작을 일으켰다는 사실을 기억해낸 치료사는 그 행동이 성격 때문이 아니라 실제로는 신경과적 상태에 의해 초래된 것일 수 있다고 얘기해 주었다.

말

생각의 비정상적인 흐름을 반영하곤 하는, 말의 흐름에 보이는 비정상에는 크게 두 가지 유형이 있다. 하나는 말의 속도와 리듬에서 생기는 문제이고 다른 하나는 말의 일관성에 관한 문제(생각이 결합되는 방식)이다.

속도와 리듬

말의 속도

사람들은 대부분 분당 140에서 160 단어, 즉 초당 다섯 음절을 말한다. 말의 속도가 그 범위 안에 속하지 않는 경우는 주로 조현병, 주요 우울증, 그리고 조증(mania)과 관련된다. 그러나 말이 비정상적으로 빨라지는 것은 **갑상선기능항진증** 같은 대사문제에 기인하는 것일 수 있으며, 말을 전혀 하지 않는 증상은 **뇌종양, 뇌졸중, 헌팅턴병**을 포함한 다양한 상태에 의한 것일 가능성이 있다.

말의 비정상적인 리듬

말의 리듬(단어 사이의 규칙적인 간격)에는 많은 신경과적 문제가 영향을 미칠 수 있다. 이 중 가장 보편적인 경우는 말하는 도중 몇 단어 간격으로 쉬면서 흐름을 끊는 **다발성경화증**이다. 그래서 때로 '운율에 맞춰 낭독하기'라고도 하는, 단조로운 시가 풍으로 들리기도 한다. 훨씬 드문 경우지만 **윌슨병**도 말하고 삼키는 데 지장을 준다.

말에 분명치 않은 부분이 있다면 눈여겨보는 것이 좋다. 웅얼거리는 것은 버릇일 수도 있고 단순한 중독 때문에 똑똑하지 않게 빨리 발음하게 되기도 하지만, 환자가 최근 들어 말하는 것이 전에 비해 불분명해졌다면 다른 원인 때문은 아닌지 주의를 기울여야 한다. **뇌졸중**이나 진행성 신경근육계질환(**다발성경화증** 같은) 그리고 (잘못 관리된 **당뇨병**에서 발견될 수 있는) 저혈당의 영향도 의심해봐야 한다.

> 험프리 코트렐은 25년간 알코올 중독자를 위한 AA모임(알코올 중독 방지를 위한 익명의 모임—역주)에 충실히 참석해왔다. 그래서 그의 치료사는 오전의 회기에서 그가 분명치 않고 빠르게 말하는 것을 보고 깜짝 놀랐다. 그것에 관해 얘기하던 중 험프리는 당뇨병을 관리하는 데 어려움을 겪고 있음을 알았다. 그는 당뇨병을 좀 더 세심히 관리하고 내분비내과전문의를 더 자주 찾아가는 것으로 문제를 해결했다.

말의 일관성

이것은 기능적 정신장애에서 가장 두드러지는, MSE의 주요 평가 영역이다. 환자가 생각을 어떻게 하나의 흐름으로 한데 묶는지 주목하라. 한 아이디어가 앞서 한 언급과 논리적으로 자연스럽게 연결이 되는가? 아니면 연속적인 아이디어 사이의 관계를 이해하는 것이 어렵게 느껴지는가?

논리적으로 관련 없는 아이디어가 연속되거나 문맥상 듣는 사람이 말하는 사람의 생각 이면에 있는 의도를 인지할 수 없다면 주제를 벗어난 말이라 할 수 있다. 그리고 실제로 이 생각에서 저 생각으로 건너뛴다면 탈선이라 말할 수 있을 것이다. (예: "나는 여기 잠시 머물러야 한다고 생각해. 그리고 이동도서관에 묶어 놓아야지.")

당신도 짐작하겠지만, 탈선에는 심각성에 따라 여러 정도가 있으며 조심성 없거나 의도적으로 익살스럽거나 시적인, 생각의 패턴들과는 구분해야만 한다. 주제를 벗어난 말 또한 단지 부수적이기만 한 것과는 구분해야 한다. 그런 환자는 마치 이 문장처럼, 마침내 본론으로 돌아오기까지 관계없는 여러 주제들에 대해 소개하기도 하면서 불필요한 시간과 단어를 소비하기도 한다. 그런 두서없는 말은 초점이 없고 지루하긴 하지만 병리적이라 보기는 어렵다.

사고 형태의 장애를 가리키는 병리적 탈선은 일반적으로 조현병 혹은 양극성장애 같은 내인성 정신병의 결과다. 아무런 명확한 관계도 없고 전혀 조직화된 사고의 느낌을 전하지 못하는 일명 말비빔(word salad)이라고 하는, 훨씬 극단적인 형식적 사고 장애는 심각한 신경과적 장애에서 나타날 수 있으나 매우 드물어서, 심지어 정신건강 전문가의 치료실에서조차 보기가 쉽지 않다.

생각의 내용

환각(hallucinations)

다섯 가지 감각 모두에 영향을 미치는 환각은, 실제 자극이 없는 상태에서 감각을 인지하는 경우 발생한다. 환청은 가장 흔한 유형으로서 거의 언제나 조현병이나 조울증 같은 '기능적' 정신병(어떤 분명한 신체적, 유기체적 근거가 없는 심리적 장애를 말하나 최근에는 인정받지 못하는 개념—역주)을 가리킨다.

심한 알코올 중독 환자는 때때로 금주 직후에 환청을 경험한다. 편집성조현병(paranoid schizophrenia)과 매우 유사한 증상을 나타내는 이 상태는 알코올성 환청이라 불리기도 했다. 그것은 DSM-Ⅳ에서 단지 약간의 정보를 추가적으로 알려주는 단어를 사용하는, 알코올-유발성정신증적장애, 동반된 환각[3]이라 다시 명명되었다.

다른 한편으로, 특히 상대적으로 빠르게 진행되는 다른 종류의 환각은 환

---

3 훨씬 흔한, 금주에 의한 환시와는 다르다.

청과 달리 일반의학적 질환에 의해 발생하는 것으로 보인다. 예를 들어 **뇌졸중** 환자들은 실제 시각 자극이 전혀 없는 상태에서 빛, 모양 혹은 형태를 지니고 있는 사물 같은 것들을 인지하기도 한다. 이런 형상은 환자가 눈을 깜빡거릴 때 변하기도 한다. **간질** 환자는 이제 발작이 시작될 것임을 경고라도 하듯이 풍경, 냄새 혹은 맛의 환각을 경험하기도 한다. 환각은 **헌팅턴병, 부갑상선기능항진증, 부갑상선기능저하증, 신부전, 매독** 그리고 **윌슨병** 등 다양한 의학적 상태에서도 이따금씩 보고되고 있다.

> 조니 노우드는 성인이 된 이후로 두 개의 목소리를 듣고 있다. 하나는 그를 '신의 양'이라 말했고 다른 하나는 '적그리스도'라 얘기했다. 그렇게 선과 악이 몇 년간 전쟁을 벌인 후 그는 결국 투쟁을 포기하고 최근 20년간은 재향군인병원의 정신병동에서 지내왔다.
>
> 조니는 그의 65번째 생일을 "의인의 승리, 나는 빛을 보았다."라고 선언하며 자축했다. 말 그대로 그는 빛을 보았다. 몇 주 동안 오른편 시야에서 나타난 번쩍거리는 환시를 경험했던 것이다. "마치 비디오 게임 속에 살고 있는 것처럼 느껴져요."라고 그는 말했다. 항정신성 약제를 증가시켜도 변화가 없어서 의학적 자문을 구한 결과, 결국 **포르피린증**이라는 진단이 내려졌다.

환각은 항상 환상(illusions)과 조심스럽게 구분되어야만 한다. 환각이 완전히 만들어진 경험인 데 반해, 환상은 환자가 잘못 해석하는 감각 경험에 기초하고 있다. 실제 감각 자극이 잘못 지각하기도 한다. 예를 들어, 어두운 방에서는 아이들이 가지고 노는 줄넘기가 언뜻 보면 커다랗고 둘둘 말린 뱀으로 보이기도 한다. 하지만 이내 제대로 보이기도 하고 불을 켜거나 다시 한 번 보는 것으로 실체를 파악할 수 있다. 이러한 환상은 아주 흔해서 병리적이라 할 수 없다.

망상(delusions)

망상은 지나치게 군건해 흔들리지 않는 잘못된 신념이며 환자의 문화적 배경과도 어울리지 않는 것이다. 망상은 앞서 언급한 일부 질환에서도 나타날 수 있는데, 그중 특히 보편적인 것은 치매이다. 어떤 유형의 망상은 특별한 진단적 의미를 지니기도 한다. **간질**환자는 특히 피해망상(persecutory delusions)을 키우는 것으로 보이며, 알코올 중독 환자는 배우자가 외도하고 있다고 믿기도 한다(부정망상).

완다 텔러는 신혼여행 중에 생애 처음으로 정신운동발작(psychomotor seizure)을 경험했다. 이미 임신 3개월이었던 그녀는 쌍둥이 딸이 안전하게 태어나기 전까지 약을 복용하는 것을 거부했다. 그때부터 그녀는 1년에 한두 번 발작을 일으켰는데 운전하기는 어려운 정도였지만 그렇다고 그녀의 나머지 생활에까지 영향을 줄 정도로 대단한 것은 아니었다.

이제 딸들이 어느 정도 자라서 그녀는 그 아이들에게 어떻게 얘기해야할지 결정하기 위해 치료사를 찾고 있었다. "걔들은 내 아이들이 아니에요." 그녀는 다음과 같이 설명했다. "그 아이들은 똑같이 생겼지만 누군가 애들을 바꿔치기한 거예요."

결국 그녀는 망상장애[카그라스망상증(Capgras delusions)을 동반한]와 **측두엽간질(temporal lobe epilepsy)**이라는 진단을 받았다.

이인증(depersonalization)과 현실감소실(derealization)은 망상과 구별해야 한다. 전자는 자신과 타인에 대한 지각이 변화한 상태이고, 후자는 환경이 변했다는 지속되는 느낌이다. 환자가 호소하는 데자뷔(déjà vu, 프랑스어로 '이미 본'이라는 의미) 같은 경험도 주목해야 한다. 데자뷔는, 사실이 아닌데도, 어떤 특정한 상황을 이미 경험했거나 본 것처럼 느끼는 것이다. 누구나 아마도 한 번쯤은 경험하는 극히 평범한 현상이지만, 간혹 **측두엽간질**의 증상인 경우도 있다. 이 문단에서 기술한 상태들에서, 환자가 가지는 신념은 진정한 망상의 강도에는 미치지 못한다. 좀 더 강하게 추궁한다면 환자는 실제로 환경이 바뀐 것은 아니라거나 어떤 특별한 경험을 처음으로 하는 것이라는 등으로 재빨리 인정할 것이다.

폭력과 자살사고(思考)

폭력

폭력적 행동의 병력은 특히 성격장애(특히 반사회적이고 경계선적인) 및 축 I 장애(조현병, 조증, 간헐적폭발성장애, 정신지체)와 연관되나 **간질**(발작 중인 것과 발작 사이의 것 모두 포함), **뇌감염(brain infections**; 매독, 진균감염, 헤르페스) 같은 몇몇 신체장애와 **정상뇌압수두증, 뇌외상(brain trauma), 뇌졸중, 다발성경화증** 그리고 **알츠하이머병, 헌팅턴병, 파킨슨병, 윌슨병**을 포함한 광범위한 중추신경계 및 일반 신체질환에서 보고되기도 한다. 다른 장애도 경우에 따라 폭력과 연관되는데, **쿠싱병, 전해질불균형(electrolyte imbalance), 갑상선기능항진증, 갑상선기능저하증, 간질환, 포르피린증, 신장질환(renal disease), 전신성감염(systemic infections), 전신성홍반성낭창**, 일부 비타민결핍증과 저혈당의 다양한 원인이 이에 해당한다.

환자가 폭력적 행위에 대해 자발적으로 정보를 제공하는 경우는 거의 없다. 그러나 중요한 점은 공격적-적대적이거나 폭력적 행위가 가능해 보이는 환자에게 추후 주의 깊게 질문해야 한다는 것이다.

자살행동

자살사고(思考) 및 행동은 정신과 환자 사이에서 자주 볼 수 있는 유형이다. 물론 자살은 하나의 정신적 혹은 신체적 진단과 직접 연관되지는 않으며 그보다는 어떤 정신건강 진단에서도 발견될 수 있고 다양한 신체질환에서도 찾아볼 수 있는 행동이라 할 수 있다.

정신과 환자들과 마찬가지로, 어떤 환자들이 결국 자살에 이르게 될지는 인구역학적 특징과 특정 개인이 처한 상황으로 짐작이 가능하다. 전형적인 자살 환자의 프로파일은 다음과 같다.

- 노령
- 남성
- 독거
- 감정적 지지 부재
- 말기 질환(실제든 상상한 것이든)
- 심한 통증
- 약물 혹은 알코올 의존
- 실직 상태
- 우울 에피소드(주요 우울장애 아니면 양극성장애에서의)
- 조현병

이 외에도 자살과 직접 연관되는 신체질환에는 모든 유형의 **암(cancer)**, **헌팅턴병**, **신부전**이 포함된다.

기타 사고(思考)내용

강박사고(obsession)란 환자 자신이 비현실적이라는 것을 인지하고 저항함에도 불구하고 사고 내용을 지속적으로 지배하고 있는 신념, 아이디어 혹은 생각을 말한다. 강박행동(compulsion)은 환자가 적절지도 유용하지도 않다고 생각하는 방식으로 반복적으로 실행하는 행위이다. 공포증(phobia)은 어떤 사물 혹은 상황과 연관된 비이성적이며 강한 공포이다. 강박사고와 공포증이 신체질환에 의해 초래되는 경우는 많지 않지만 **부갑상선기능저하증**에서 보고되고 있다. **라임병**은 강박사고와 연관이 있다.

물론 이런 정신병리학적 흔적이 환자의 사고 안에서 발견되는 경우는 흔치 않다. 그들이 화제에 올리는 것은 직업, 관계, 희망, 꿈, 현재 벌어지고 있는 일 그리고 건강 등 일상생활에 관련된 것들이 대부분이다. 거의 모든 환자들이 자신의 정신건강 전문가에게 신체적 건강과 관련해 우려하고 있는 부분을 상담하므로, 신체질환에 대한 가장 훌륭한 단서는 매우 직접적인 몇몇 진술에서 나올 수 있다("팔 안쪽으로 덩어리가 느껴져요.", "옷이 더 이상 헐렁하지 않아요.", 혹은 "내 기억력이 맛이 간 것 같아요."). 신체 건강 상태의 변화를 가리키는 그런 모든 진술에 주목해야 하는 것은 물론이고 그것이 행동에 미치는 영향도 주의 깊게 고려해야 한다.

지적 자원

이 절의 가치는 새로 발견한 것을 판단하는 데 기준이 되는 정보를 확보하는 데 있다. 이것이 환자들에게 필수적으로 MSE를 실시하고 주의 깊게 기록해야만 하는 이유이다.

주의와 집중

집중이 보다 긴 시간 동안 초점을 유지하는 능력인 데 반해 주의는 현재 주제 혹은 직무에 초점을 맞추는 능력으로 정의된다. 면담 내내 환자가 보여주는 행동에 주목하는 것이 주의와 집중을 가늠하는 제일 좋은 방법이다. 추가적인 정보가 필요하다면 환자에게 7을 계속 빼게 해서 예를 들면 30에서 멈추도록 한번 해보라. 그것이 너무 어렵다면 대신 3을 시켜보든가 아니면 하나씩 거꾸로 세도록 해보라.

이런 각각의 연산 작업은 주의력을 제대로 측정하는 데 유용하며, 섬망을 일으키는 많은 장애에 덧붙여 **섬유근육통, 뇌진탕후증후군(postconcussion** syndrome)을 지닌 사람들은 그 작업에 어려움을 겪곤 한다. 이 책에서 자세히 설명하는 섬망의 원인 중에는 **암**(전신성 및 뇌), **심부정맥, 만성폐쇄성폐질환, 고혈압성뇌증(hypertensive encephalopathy), 부갑상선기능항진증, 부갑상선기능저하증, ADH분비이상(inappropriate ADH secretion), 간부전, 정상뇌압수두증, 갑상선기능저하증, 다발성경화증, 펠라그라, 수술후상태(postoperative states), 뇌졸중, 경막하혈종, 전신성감염, 티아민결핍, 윌슨병, 헌팅턴병** 그리고 **크로이츠펠트-야콥병**이 있다.

지남력(orientation)

환자가 사람, 장소 혹은 시간에 대해 감각을 상실한다면 그런 문제가 쉽게 드러날 것 같지만, 어떤 환자는 당황스런 기억의 결손을 숨기는 데 능숙해진다. 따라서 확실히 알기 위해서는 질문을 해봐야 한다. 인지장애에서는 통상적으로 시간에 대한 지남력(보통 하루 이틀 정도의 시간 착오는 정상적인 것으로 본다.)에 먼저 문제가 생기고 장소에 대한 지남력이 그 뒤를 잇는다. 사람을 확인하는 데까지 나타나는 지남력 상실은 분명히 이례적인 것이다. 심지어는 미미한 지남력 상실만으로도 물질 관련 장애, **알츠하이머병** 혹은 혈관성치매(vascular dementia)뿐 아니라 위에 열거한 많은 인지장애를 의심해야 할 수도 있다.

언어

환자의 언어능력에 대한 평가는 다음의 몇 가지 구성요소로 이루어져 있다고 볼 수 있다.
- 구술된 지시에 대한 이해
- 유창함, 혹은 적절한 길이의 문장을 구성하기 위해 정상적인 용어와 운율을 사용하는 능력

- 연필을 '쓰기 위한 도구'라는 식으로 둘러말하지 않고 일상적으로 쓰는 물건의 이름 대기
- '만약', '그리고' 혹은 '그러나' 등 접속사 사용 없는 단순한 구의 반복
- 한 페이지에서 한 두 문장 읽기
- 받아쓰기 한 문장 쓰기

이런 언어 기능에서 하나라도 이상이 있다면, 뇌졸중이나 앞에서 열거한 섬망 혹은 치매의 원인 중 어떤 것을 가리키는 것일 수 있다.

기억

기억에 관한 문제는 다음과 같은 몇몇 방식으로 나타날 수 있다.

- **부호화와 즉각적인 회상**: 환자는 검사자가 몇 초 전에 제시한 단어나 숫자를 반복하지 못한다.
- **단기 기억**: 환자는 예를 들면 세 단어로 된 항목(색깔, 이름, 주소 등과 같은)을 처음 제시된 몇 분 후에는 기억해내지 못한다.
- **장기 기억**: 환자는 결혼 날짜, 자녀의 생일, 심지어는 형제 · 자매의 이름 같은, 오래 전에 배운 정보를 회상하는 데 어려움을 겪는다.

다른 부주의의 원인(섬망, 불안, 우울증으로 인한 '가성치매') 역시 반드시 고려돼야 하지만, 기억에 관한 문제는 모두 특히 치매 같은 인지장애의 가능성을 암시한다. 심지어 알츠하이머병처럼 심한 치매를 앓는 환자들도 단기 기억에 비해 장기 기억이 보다 양호하다. 그러나 질병이 진행되어감에 따라, 어린 시절에 습득한 정보마저 결국 잃게 된다.

MMSE의 지시사항을 수행한 후 롤리 앤더슨은 실망하고 말았다. 30문제 중에 18개밖에 맞추지 못했기 때문이다. 그는 5분 후에 단 한 가지밖에 기억하지 못했고 볼펜의 이름을 말하지 못하는 등의 실수를 범했다. 의사는 마지막으로 실시했던 두 달 전의 MMSE 이후 롤리의 **AIDS치매**가 진행되었다고 결론 내렸다.

문화적 정보

최근 다섯 명의 대통령 이름이나 도시 이름 다섯 개를 대보게 함으로써 환자의 능력을 평가하는 질문은 다른 무엇보다 환자의 교육 정도와 사회적 배경에 대해 더 많은 정보를 전해준다. 그러나 정신장애의 의학적 원인을 평가하는 것과는 별다른 관련이 없는 경우가 많다. 유사성 및 차이점을 추상화하는 질문은 문화와의 관련성이 보다 적은 검사에 속한다(사과와 오렌지는 어떻게 비슷한가? 어린이와 난쟁이 사이에는 어떤 차이가 있는가?). 이런 문제에 대해 답하기 어려워한다면 **호모시스틴뇨증**, 다운증후군(Down's syndrome) 혹은 뇌성마비(cerebral palsy) 등과 함께 나타날 수 있는 정신지체를 시사하는 것일 가능성이 있다.

병식(病識) 및 판단력

MSE의 맥락에서 병식이란, 무엇이 잘못됐는지에 대한 환자의 생각과 관련이 있다. 병식의 문제는 인지장애, 정신지체, 심한 우울증 혹은 모든 형태의 정신병에서 볼 수 있다.

판단력은 환자들이 현실적인 목표를 달성하는 데 어떤 행동이 적절한지를 결정하는 능력에 관한 것이다. 그것은 '붐비는 극장 안에서 화재에 어떻게 반응해야만 하는지'와 같은 가설적인 질문보다는 병력을 전반적으로 평가함으로써 더 잘 측정된다. 판단력은 정신병, 섬망, 치매 등 모든 원인을 포함하는 다양한 축Ⅰ 및 축Ⅱ 정신 상태에 의해 왜곡될 수 있다.

판단력에 생기는 변화는 일부 의학적 상태에서 질환의 초기 증상이 된다.

- 초기 알츠하이머병의 한 은행가는 프리웨이에서 운전하던 중 5달러 지폐 다발을 창밖으로 던졌다.
- 뇌로 전이된 것으로 밝혀진 **유방암**을 앓고 있는 한 주부는 남편을 판매과 과장으로 승진시키지 않았다며 남편의 상사에게 분노를 폭발시켰다.
- 한 여성 의료기술자는 자신의 관리자를 성적으로 유혹했는데 이어진 진단 결과 **다발성경화증**의 증거가 발견되었다.

성격 변화

정의에 따르면, 성격장애는 선천적이고 어린 시절부터 지니고 있는 어떤 것이지 나중에 발현되는 의학적 상태는 아니다. 반면 성격 변화는 나중에 개인에게 생기는 사건에 의해 야기되는, 추측컨대 이미 형성된 성격에 생기는 변화이다. 성격 변화는 기분이나 정서에 생기는 다소 영속적인 변화뿐만 아니라 행위에 근거해서도 판단된다.

의학적 질환은 그런 변화를 초래할 수 있는 사건과, '(의학적 상태의 이름)에 의한 성격 변화'라고 축Ⅰ에 기록될(현재는 축Ⅲ에 기록하게 되어 있음―역주) 상태 중에서 두드러진다. 환자가 결과적으로 갖게 되는 성격 특징의 정확한 본질은 기존의 성격 특질, 의학적 질환의 본질 그리고 그것이 일으키고 있는 병변의 위치에 좌우된다. '질병은 성격에 어떠한 변화라도 줄 수 있다.'고 보는 것이 논리적인 듯하나 실제로는 많은 특정한 연관관계가 보고되고 있다.

- 무감정: 뇌진탕후증후군, 뇌종양[전두엽(frontal lobes)], **뇌졸중, 헌팅턴병, 부갑상선기능항진증, 부신기능부전(adrenal insufficiency)**
- 탈억제: **전두엽종양(frontal lobe tumor)**, 뇌졸중, 헌팅턴병, 매독, 윌슨병
- 자극과민성: **악성빈혈, 윌슨병, 부신기능부전**
- 강박사고-강박행동: **만성피로증후군, 간질**
- 공격성: **뇌외상**
- 의심: **갑상선기능저하증**
- 의존성: **만성피로증후군**

클로디아 윌친스키는 다년간 미국 상원의원의 출신 주 사무실에서 접수담당자로 근무해왔다. 클로디아는 아무리 고집 세고 시끄러운 선거구민이라도 뒤탈 나지 않도록 깔끔하게 다루는 능력을 가지고 있었다. 그러나 몇 달 동안 그녀의 태도에 변화가 생겼다. 상원의원이 다른 일에 전념할 수 있도록 방문객을 떼어 놓는 대신 이제 그녀는 소극적인 태도로 기꺼이 약속을 잡아주는 것으로 보였다. 상원의원의 약속 일정은 가득 차게 되었고 결국 클로디아는 해고되었다.

실업수당을 신청하기 위한 절차를 밟던 중 그녀는 대기실에서 발작을 일으켰다. 신경과적 검사 결과 전두엽수막종(frontal lobe meningioma)이라는 진단을 신속히 확인할 수 있었다.

제2부
60가지 장애

다음에 나오는 60가지 장애만이 정신 장애를 일으킬 수 있는 신체질환이라고는 말할 수 없다. 그러나 이 장애들은 매우 다양하고 심각한 감정적·행동적 증상에 대해, 그리고 환자 및 그의 가족들이 정신건강 전문가에게 자문해야 할 질병이 어떤 것인지에 대해 이야기해준다.

주목해야할 몇 가지 중요한 요점은 다음과 같다.

- 환자는 여기 설명된 것보다 더 많은 신체적·정신적 증상을 경험할 수 있다. 앞으로 열거할 증상은 일반적으로 가장 보편적으로 발생하는 것들이다.
- 소수의 예외를 제외하면, 이런 신체질환을 지닌 대부분의 환자는 정신증상을 보이지 않는다. 이것은 고전적인 '나쁜 소식-좋은 소식' 상황을 만들어낸다. 나쁜 소식은, 신체적인 질병에서 정신증상이 초래되는 경우가 흔하지 않기 때문에 신체적 원인의 가능성을 모두 함께 배제해 버리는 경향이 있다는 것이다. 그로 인해 우리는 때로 생사를 가르는 중요한 진단을 놓치고 지나가는 위험에 빠진다.
- 부수적으로, 대부분의 정신증상은 여전히 전통적인 정신장애에 의해 야

기된다는 점이다.

　앞으로 논의할 질병의 중요성을 강조하기 위해, 보건통계국이 밝힌 1995년 미국의 주요 사망 원인을 소개한다.

1_ 심장병
2_ 암
3_ 뇌졸중
4_ 만성폐쇄성폐질환
5_ 사고
6_ 폐렴/독감
7_ 당뇨병
8_ AIDS
9_ 자살
10_ 만성 간질환과 간경변(cirrhosis)

　처음 네 항목이 당뇨병, AIDS, 간부전처럼 이후에 개별적인 절에서 논의되고 있다는 점에 주목하라. 그리고 전염병에는 폐렴과 독감이 포함된다. 다시 말해, 이 책에서 다룰 대부분의 질환은 환자의 생명에 결정적인 영향을 주므로 정신건강 의사들에게도 중요한 의미를 갖는다.

부신기능부전(Adrenal Insufficiency)

발생빈도	발병 연령	성 별	의 뢰
본문 참조	모든 연령	같음	내분비내과전문의
정 체	부신이 부신피질호르몬의 일종인 코르티손을 너무 적게 만들어낸다.		
신체증상	무력감, 피로, 피부의 과색소침착(hyperpigmentation), 복부 통증, 실신, 구역질, 구토, 식욕 부진, 체중 감소		
정신증상	무감정, 철수, 우울증, 불안, 자살 의사, 섬망, 정신병		

　두 신장의 위쪽을 가로질러 놓여 있는 부신은 녹고 있는 아이스크림의 움푹 팬 곳처럼 생겼다. 부신은 상처의 치료, 신체의 염분 균형 조절 등을 촉진하는 호르몬들을 만들어낸다. 뇌의 시상하부(hypothalamus)에 의해 만들어지는, 부신피질자극호르몬(adrenocorticotropic hormone; ACTH)의 자극으로 이런 호르몬이 생산된다. 이 섬세한 균형 활동은 고전적인 피드백 루프의 도움으로 이루어진다. 만일 부신이 코르티손을 과다하게 분비하면 ACTH의 생산은 멈추게 된다. 또 코르티손이 너무 적게 나오면 시상하부를 각성시켜 더 많은 ACTH를 만들어내도록 한다.

　드물게 부신 자체가 감염되거나 다른 질병에 의해 파괴되기도 하는데, 한때는 결핵이 가장 유력한 용의자였다. 요즘 들어서는 자가면역질환(환자의 면역 시스템이 어찌된 일인지 환자 자신의 신체 혹은 자신이 만들어낸 것을 '자기'로 인식하지 못하는 질환)이 이런 사례들의 3분의 2 이상의 원인이 되는 것으로 여겨지고 있다.

　부신기능부전은 또한 AIDS 환자에게서도 발견된다. 이유야 어찌됐든 부신 호르몬 생산이 위험한 수준까지 떨어지고 시상하부에 의해 자극된 뇌하수체가 보상을 위한 시도로 ACTH를 철철 넘치도록 생산하는 결과로 이어진다.

이 상태는 오랫동안 애디슨병으로 불렸다. 지금까지 알려진 가장 유명한 환자는 아마도 그의 임기 내내 호르몬대체요법을 받아야만 했던 존 F. 케네디일 것이다.

자연적으로 발생하는 부신기능부전은 드물다 해도, 많은 질병[단지 둘만 예로 든다면, 감염과 옻오름(poison ivy)]을 치료하는 데 부신 스테로이드가 빈번하게 처방되기 때문에 의사 자신이 일으킨 부신기능부전을 만나는 것은 그리 어려운 일이 아니다.

신체증상

어떤 질병에 의해서든 부신이 파괴돼 버리면 환자에게는 점차 증상이 나타난다. 이 중 가장 보편적인 것은 처음에는 스트레스 상황에서만 이따금 나타나는 무력감인데, 나중에는 거의 아무 것도 할 수 없을 지경에 이른다. 물론 환자는 무력감에 비례하여 피곤함도 호소할 것이다. 매우 고통스런 복부 통증역시 생길 수 있다. 환자가 주로 호소하는 문제인 복부 관련 장애로는 구역질, 구토, 설사, 식욕 상실, 체중 감소가 있다. 어떤 환자는 소리, 맛, 냄새에 과민해지기도 한다. 저혈압은 흔하며 그로 인해 실신하는 환자도 있다. 어떤 환자는 소금을 계속 찾는다.

뇌하수체에서 ACTH가 과다 생성되는 현상은 과색소침착이라는 또 다른 증상의 원인이 된다. 백인들은 햇볕에 잘 노출되지 않는 쪽의 피부까지 구릿빛으로 변색돼 점점 번지는 증상을 보이기도 한다. 좀 더 어두운 색 피부의 환자 역시 피부 색조가 점차 짙어지는 현상을 보일 수 있다. 일부 여성으로부터는 음부와 겨드랑이의 체모 감소가 보고되었다.

때로는 종양이나 다른 질병이 시상하부나 뇌하수체를 직접 공격하기도 한다. 그러면 ACTH의 생산은 감소하고 부신은 그들이 적절한 양의 코르티손을 만들어 내는 데 필요한 것보다 적은 자극을 받게 된다. 이로 인해 나타나는 부신기능부전의 증상은 과색소침착이 없다는 점을 제외하면 앞서 말한 것과 거의 동일하다.

정신증상

대부분의 환자에게 정신증상이 생긴다. 보통 정신증상은 점진적으로 발현되는데 신체증상과 병행되는 경우가 많으나 신체증상에 앞서 나타나기도 한다. 정신·신체증상 모두 전형적으로 기복이 심해서, 간혹 기분장애나 신체화장애 등으로 오진되기도 한다.

성격 변화는 초기 정신증상이 될 수 있다. 무감정한 유형이 많고 흥미 상실이나 사회로부터 철수(withdrawal)하는 행위 등으로 명확히 나타난다. 끊임없이 흥분성 자극에 시달리는 환자도 있다.

거의 반수에 달하는 환자가 겪는 우울증은 견딜 만한 경우도 있지만 심한 수준일 가능성도 있다. 심한 경우 자살사고(思考)를 갖기도 하며 불안하고 초조한 상태가 되기도 한다. 신체적·정신적 증상이 최악에 이르렀을 때—애디슨 위기—섬망이 지남력 상실, 기억 상실 그리고 심지어 정신병과 함께 나타날 수 있다.

평가

혈청 코르티솔 수준은 보통 오전 8시에 낮을 것이다. 24시간 동안 환자의 소변을 모아 측정하는, 분비된 코르티솔의 총량 역시 적을 것이다.

예후

부신기능부전은 매우 파괴적이어서 치료받지 않으면 죽음에 이를 수도 있으므로 환자는 항상 자신의 의학적 상태에 유의하도록 교육받아야 한다. 그러나 스테로이드 대체요법으로 정신증상을 포함한 모든 증상들의 치료가 가능하다. 장기에 걸친 반복적인 대체요법을 사용하면 온전하면서도 생산적인 삶을 살 수 있다. 그러나 오늘날까지도 역사학자들은 존 F. 케네디의 부신기능부전이 피그만 사건과 베를린 장벽 위기 등에 영향을 끼쳤는지에 대해 논쟁을 벌이고 있다.

에이즈(AIDS)

발생빈도	발병 연령	성 별	의 뢰
빈번	상대적으로 젊음	남성에게 더 많음	내과전문의
정 체	HIV(인간면역결핍바이러스)에 의해 초래된 치명적인 전신성 장애		
신체증상	감염에 취약해짐, 다양한 신경과적 증상, 무력감, 피부병변		
정신증상	치매, 우울증, 자살사고, 불안, 섬망, 무감정, 정신병		

20년이 채 못 되어 AIDS는 지나치리만큼 잘 알려지게 되었다. 심지어 초등학생까지 보호되지 않은 항문 · 질 성교, 정맥주사 약물 사용자들의 주사바늘 공유, 오염된 혈액제제(특히 혈우병을 지닌 환자들에게 문제가 되는) 등 통상적인 감염 경로에 대해 알게 됐을 정도이다. AIDS는 아무도 면역력을 지니고 있지 않으나, 아무도 걸릴 필요가 없는 병이기도 하다. 그러나 특히 젊고, 가난한 사회적 소수집단에 속한, 소외된 사람들에게 영향을 미치면서 계속해서 매년 전 세계적으로 약 1,000만 명이 감염되고 있다. 최근에는 남성 환자의 수가 여성 환자의 8배에 이른다.

신체증상

감염 몇 주 안에 환자들의 반수 이상이 한두 주 정도 지속되는 급성바이러스증후군을 경험하게 되는데 여기에는 고열, 인후염, 두통, 전신성 통증, 위장관 증상(식욕 및 체중 감소, 구역질, 구토, 설사를 동반할 수 있는)이 포함된다. 이런 증상이 사라진 후에는 잠복기가 시작되는데 10년 혹은 그 이상 지속되기도 한다. 이후의 질병 단계는 혈중 CD4+ T세포의 숫자에 따라 정의된다. 초기는 1마이크로리터당 500개 이상, 중기는 1마이크로리터당 200개 이상에서 500개

사이, 말기는 1마이크로리터당 200개 이하를 기준으로 구분한다.

초기 국면에서는 림프절이 부어오른 상태가 계속된 후 대상포진이나 헤르페스 같은 더 초기의, 비특이성 감염이 반복적으로 나타나기도 한다. 어떤 환자는 입속에 병변이 생긴다. 여기에는 아구창(thrush; 균의 일종인 칸디다에 의한 치즈 같이 허연 삼출물)과 모상백반증(hairy leukoplakia; 가느다랗고 흰 물질이 혀의 측면에 가득 차는 질환)이 포함된다. 두통 역시 초기 증상으로 나타날 수 있다. 피는 자연적인 응고 능력을 잃어 점성 물질처럼 흐르고 멍이 자주 생기곤 한다.

CD4+ T세포 숫자가 200개 미만으로 곤두박질치면 몸은 미생물을 격퇴하는 능력을 잃어, 정상적인 면역 시스템은 그들이 증식하기 전에 붕괴된다. 이런 감염 작용물 중 첫째는 주폐포자충(*Pneumocystis carinii*, 단세포 생물로서 원생동물이라고 하는 권위자도 있고 균류에 속한다고 하는 권위자도 있다.)에 의해 유발되는 폐렴(PCP)인 경우가 많다. 환자는 고열이 나고 숨이 가빠지며 가래 없는 기침('건성기침')을 시작한다. 박테리아, 균류, 매독, 결핵을 비롯한 다른 미생물들도 기능이 온전치 못한 면역 시스템이 방어하기 힘든 신경과적 증상과 다른 종류의 증상들을 초래하면서 AIDS 환자들을 감염시킬 수 있다.

대부분의 AIDS 환자들은 AIDS치매증후군과 관련이 없거나 연계되어 있는 몇몇 신경과적 증상을 보일 수 있다. 균형 유지 및 보행 곤란이 그 증상에 포함되며 나중에는 대소변조절실금으로 뚜렷하게 나타날 수 있다. 발작은 중추신경계의 균류 감염, 림프종(lymphomas)의 결과로, 또는 AIDS치매증후군과 연계되어 나타난다.

병이 진행됨에 따라 근육통, 무력감, 카포시육종(Kaposi's sarcoma) 같은 피부병변, 빈혈, 심한 시력 손상, 만성적인 설사 같은 기타 다양한 증상도 나타날 수 있다.

정신증상

정신장애는 거의 모든 AIDS 환자들에게서 나타난다. 그중 첫째는 단연 AIDS치매증후군이다. 바이러스가 중추신경계에 영향을 주고 있음을 알리는 이런 증상은 보통 병이 상당히 진행된 이후에 나타난다. 환자는 집중력 및 기억력 저하와 복잡한 업무 처리에 대한 어려움을 호소하기도 하며 자주 우울증에 빠지고 무감정해지며 철수하곤 한다. AIDS치매증후군은 심지어 일부 환자에게는 정확한 진단이 내려지기도 전 가장 먼저 나타나는 증상이 된다. 결국 전체 환자의 3분의 2 정도가 이 끔찍한 문제를 겪는다.

정도가 덜한 다른 환자들은 무감정, 자극 과민, 축 처지는 듯한 주관적인 느낌, 집중력 장애, 경미한 건망증을 포함한 상대적으로 약한 인지기능 저하를 경험할 수 있다. 우울증이나 불안을 동반한 적응장애 역시 AIDS 초기 국면에서 흔히 볼 수 있다. 병에 걸렸다는 사실에 대한 이런 너무나 쉽게 이해되는 반응을 감염의 생물학적 결과로 나타나는 증상들과 구분하는 것은 어렵다. 인과 관계에 대한 논의를 제쳐두면, 주요우울장애는 다수의 AIDS 환자에게 영향을 준다. 기분장애는 AIDS의 전 과정에 걸쳐 나타나는 것으로 보인다. 자살사고는 흔하며 자살 시도로 인한 사망의 위험은 극단적으로 높다.

섬망도 종종 발생하는데 질병이 급격히 진행되고 현재-지남력 상실 환자(the now-disoriented patient)가 주의를 유지하고 새 정보를 기억해내는 능력을 상실할 때 특히 그렇다. 섬망의 원인이 될 수 있는 것들은 매우 다양한데, 감염, 대사 이상, 약물의 부작용, 종양 같은 점거성병변(space-occupying lesions)을 들 수 있다. 이 단계에 이르면 환자는 철수하기도 하고 조심성 있게 굴다가 극도로 활동적이 되기도 한다.

치매 및 섬망증상 이외의 정신병은 흔치 않다. 피해망상은 환시나 환청에 의해 수반되기도 한다. 조증 에피소드도 간혹 보고된다.

평가

잘 알려진 혈청검사로 AIDS의 원인 바이러스인 HIV에 감염되었는지를 감별할 수 있다. 질병의 진행 정도에 관한 유일하게 신뢰 가능한 실험 결과는 환자의 혈중 CD4+ T세포 수를 집계함으로써 확인할 수 있다. 이 숫자가 감소한다는 것은 병이 진행되고 있음을 가리킨다. CD4+ T세포의 숫자가 200개 밑으로 떨어지면 PCP 예방 조치의 근거가 된다. 너무나 많은 환자가 결국 치매

상태가 되므로 모든 HIV-양성(HIV-positive) 환자는 앞으로 발생할 인지기능 저하를 평가할 목적으로 MMSE 같은 인지검사를 받아야만 한다.

예후

완치로 이어지지는 않으나 여러 종류의 약을 조합하는 치료법은 갈수록 좋은 경과를 보여주고 있다. 비록 가장 우수한 치료법이라 해봐야 단지 병의 진행을 늦추는 데 유용할 뿐이지만, 최근 새로운 치료 물질의 도입과 칵테일 요법의 사용으로 많은 환자의 수명이 연장되고 있다.

AIDS 환자는 HIV 매개물 자체의 직접적인 결과로서보다는 2차 감염에 의해 사망에 이르는 경우가 훨씬 많다. 그러나 AIDS 환자의 자살률은 전체 자살률의 30배에 육박한다. 일단 치매증상이 나타나면 예후는 극도로 나쁘다. 병이 진행되어감에 따라 스스로 돌보는 능력은 점차 사라지고 환자는 의존 상태와 안락사를 향해 비참히 침몰해간다.

약물-관련 행위를 통해 AIDS에 걸린 환자의 경우, 의사는 그들이 계속 약물을 사용함으로써 초래하는 증상에도 경계를 늦춰서는 안 된다.

고산병(Altitude Sickness)

발생빈도	발병 연령	성 별	의 뢰
본문 참조	초기 성인	거의 같음	해수면의 누구에게라도
정 체	높은 고도에서 혈중 산소의 저하로 초래되는 증후군		
신체증상	두통, 피로, 현기증, 호흡곤란, 졸림 혹은 불면증		
정신증상	흥분, 공황발작, 판단력 손상, 섬망		

오래 전에 민간 정기 여객기에 탑승했을 때 나는 동승한 의사를 찾는 요구에 응했다. 환자는 젊은 해병대원으로 복도 중간에 비행기 꼬리 쪽을 향해 누워 있었는데 얼굴을 위로 한 채 자신의 머리를 꽉 잡고 있었다. 그는 영화를 보다 갑자기 어지러웠고 복도 쪽 자리에서 벗어나려던 도중 바닥에 쓰러졌다. 그는 심한 두통을 호소했지만 이내 풋잠에 빠져들었다.

나는 의료장비가 전혀 없는 상태에서 신체검사에 최선의 노력을 기울였으나 기장이 내 뒤에 가까이 왔을 때까지도 환자의 증상이 여전히 의문스러웠다. "그가 맥주 세 잔을 마셨다고 스튜어디스가 내게 말해줬어요." 우물거리며 그가 말했다. 나는 증상을 설명하기에 맥주 세 잔은 충분치 않다고 지적했다. 기장은 해병대원을 향해 몸짓을 하며 공손히 말했다. "당신 말이 많아요. 하지만 7,000피트(약 2,130미터) 상공에서 기압은 정상으로 유지됐고 당신이 알다시피, 이것은 그저 높은 고도와 알코올의이 결합돼 나타나는 증후군이에요."

우리는 기압을 좀 더 높이고 약간의 산소요법을 실시하는 데 의견의 일치를 보고 인디아나 공항에 비상착륙하는 방안을 기각했다. 45분 후 운항일정대로 착륙했을 때 우리 환자는 많이 호전돼 일어나 앉아 있었다.

급성고산병은 혈중 산소 수준이 낮아져 생기는 장애이다. 자주 비행을 하는 사람을 제외하면, 고원지대에 단기 체재하는 저지대 사람이나 적절한 준비 없이 높은 산을 오르는 거의 모든 사람에게 영향을 준다.

정의에 따르면, 대기가 옅은 새 환경에 신속히 적응하는 고지대의 원주민 대부분은 급성고산병을 경험할 수 없다. (이들에게는 만성 고산병이 나타날 수 있는데 그것은 다른 이야기이다.) 해발 5,000피트(약 1,520미터) 이하에 사는, 새로운 환경에 길들여지지 않은 사람은 이 병에 걸릴 수 있으나 그보다 몇 천 피트 더 높은 곳에서 모험을 즐기는 스키어에게는 드물다. 고산지역[6,000피트(약 1,830미터)를 초과하는] 방문객의 반 이상이 걸릴 수 있다.

고산병의 위험과 정도는 뇌의 기능장애(뇌졸중과 발작으로 인한)나 만성폐쇄성폐질환, 빈혈, 반복적인 심장발작, 심부전, 폐렴 같은 심혈관 문제, 약물치료 및 물질 남용 이력이 있는 경우 높아진다.

신체증상

두통, 피로, 현기증, 식욕 상실이 나타난다. 환자들은 계단을 오르는 정도의 심하지 않은 활동에도 숨이 가빠지며 심하면 수의운동(隨意運動) 조절이 불가능해지기도 한다. 어떤 사람은 단지 해발 1마일(약 1,610미터) 정도의 높이에서 심한 졸음을 경험하는 반면 다른 사람에게는 불면증이 문제가 된다. 발작도 생길 수 있다.

정신증상

비정상적이라고는 보기 힘든 정도의 기행적인 성격이 초기 증상으로 서서히 나타나기도 한다. 여기에는 자극과민성이나 '도취감' 등도 포함될 수 있다.

9,000피트(약 2,740미터)만 돼도 혈중 산소포화도는 거의 반으로 떨어지고 더 높은 고도에서는 보다 급격히 떨어진다. 판단력이 손상되어 1만 2,000피트(약 3,650미터) 고도에서 산소 없이 조종하는 비행기 조종사들은(콜로라도에서는 그 높이에서 '운전'할 수 있다.) 얼마나 산에 가까이 갈 수 있나 확인하고 싶은 위험한 충동을 겪기도 한다는 보고가 있다!

산소 결핍이 심해질수록 증상은 나빠진다. 혼수, 공황발작, 기억 상실 혹은 지남력 상실이 뒤따를 수도 있다. 섬망증상에는 편집증적인 생각이나 환시가 포함되기도 한다.

평가

동맥혈 가스로 진단할 수 있지만, 같은 상태에서 판단력에 문제가 없었던 사람의 경우 병력이나 상황이 진단을 분명하게 해준다.

예후

의식을 잃을 정도로 산소 결핍이 심하지 않은 한 영구적인 신경계통 손상의 위험은 거의 없다. 적절한 산소와 재가압(repressurization)으로 며칠 안에 증상은 진정된다. 치료나 구조를 못 받으면 혼수상태는 결국 사망으로 이어진다.

근위축성측삭경화증(Amyotrophic Lateral Sclerosis)

발생빈도	발병 연령	성 별	의 뢰
흔하지 않음	40세 이상	남성에게 더 많음	신경전문의
정 체	근육 뉴런의 점진적인 악화		
신체증상	근무력증, 경련 및 섬유속연축(fasciculations), 운동실조(ataxia), 구음 장애(dysarthria), 체중감소		
정신증상	반응성우울증, 치매(드묾)		

근위축성측삭경화증(ALS)은 '철인'으로 유명했지만 1939년에 병으로 은퇴할 수밖에 없었던 뉴욕 양키스의 위대한 1루수의 이름을 딴 루게릭병(Lou Gehrig's disease)으로도 흔히 불리고 있다. 이 병은 그보다 50여 년 전에 대히스테리(grand hysteria)를 기술(혹자는 그가 창조한 것이라고도 하는)한 저작으로 더 잘 알려진 프랑스 내과의사 장-마리 샤르코가 처음으로 정확히 기술했다. ALS 환자에게서 그는 척수의 운동뉴런 측삭에 있는 상처(경변)를 발견했는데 결과는 그로 인한 근육 소실(amyotrophy)이다.

샤르코가 발견하지 못한 이 끔찍한 고통의 원인은 오늘날까지도 수수께끼로 남아 있다. 유전되는 경우도 있기는 하나 90% 이상이 유전과 무관하다. 바이러스, 자가면역질환, 환경 촉발인자 등이 연구되었지만 확실한 것은 아직 밝혀지지 않았다. 인종, 민족, 성별에 따른 어떤 특징도 없는 이 질병에 시달리고 있는 사람은 10만 명 당 다섯 명 정도이며 40대 이상인 환자가 특히 많다.

신체증상

신체증상은 기저 병리학 덕분에 이미 이해되었다. 근육이 소실됨에 따라 온몸의 말라빠진 근육에서 무기력증이 점진적으로 진행되나 안구 근육에만은 피해를 주지 않는다. 씹고 삼키는 것이 어려워지고 잘 걸을 수 없게 된다. 말하는 것도 일종의 노동이며 숨 쉬는 것 역시 허드렛일처럼 버겁다. 환자들은 특히 질병의 초기 단계에서 고통스런 근육 경련을 경험한다. 몸 전체를 떠는 정도는 아니지만 작은 근육 섬유 덩어리들이 약하게 경련한다. 이런 운동을 '섬유속연축'이라 하며 몇몇 다른 질병에서도 나타난다. 근육이 줄어듦에 따라 체중도 감소한다.

정신증상

치매를 겪는 환자가 간혹 있기는 하지만 ALS는 정신 능력에는 보통 해를 끼치지 않는다. 우울증(파괴적인 이 장애가 주는 고통을 고려해 보면 있을 법한) 증상은 질환의 생리학적인 효과에 의해 직접적으로 초래되는 것이 아니기 때문에 'ALS로 인한 기분장애'로는 분류되지 않는다.

평가

근전계(EMG)는 근육의 섬유성 연축(fibrillation; 지속되는 경련)을 보여준다.

예후

ALS 환자의 기능 능력은 매달 5% 정도씩 감소하게 된다. 오늘날 인공호흡 장치를 통해 환자가 좀 더 오래 살 수 있게 되었지만 유용한 삶을 위한 예후는 샤르코 시대에 비해 별반 나아진 것이 없다.

양키 스타디움의 은퇴식에서 루 게릭은 "나는 스스로 지구상에서 가장 운 좋은 사람이라고 생각한다."고 말했다. 그로부터 채 2년이 못돼 그는 사망했다.

항이뇨호르몬분비이상
(Antidiuretic Hormone, Inappropriate Secretion)

발생빈도	발병 연령	성 별	의 뢰
빈번	특히 노년	여성에게 더 많음	내분비내과전문의
정 체	신체질환 혹은 약의 사용에서 시작되는 과다한 항이뇨호르몬의 분비		
신체증상	두통, 구역질, 구토, 흐린 시야, 경련, 무력감, 설사		
정신증상	흥분, 섬망, 정신병		

같은 상태로 유지하려는 성질인 항상성(homeostasis)은 생존에 있어 대단히 중요하다. 항상성은 죽음에 이르기까지 유기체가 생명을 걸고 하는 작업이라 해도 과언이 아닐 것이다. 인간과 기타 항온동물은 특히 일정한 체온, 혈액 화학 작용, 기타 생리학적 기능 유지를 위해 고안된 거의 끝없이 다양한 메커니즘을 가지고 있다. 우리는 그 중 하나가 질병이나 부상으로 파괴되어야 비로소 이런 시스템에 관심을 가진다. 이때 신체적·정신적 증상이 종종 결과로서 나타난다.

그런 피드백 루프 중의 하나가 체내 수분의 양을 적절히 유지하는 데 필요하다. 이 작업은 항이뇨호르몬(ADH)을 통해 이루어지는데 뇌에서 분비되는 ADH는 너무 많은 물을 분비하지 않도록 신장에 작용한다. ADH가 없다면 우리는 말린 자두나 건포도처럼 금방 물기가 빠져버릴 것이다. 그러나 ADH가 과다하면 피가 희석된다. 그 결과 나트륨과 기타 혈청 전해액의 농도가 낮아지게 된다.

일부 신체질환은 이 항이뇨호르몬분비이상증후군(syndrome of inappropriate antidiuretic hormone secretion; SIADH)의 발현을 돕는다. 그런 질병 가운데 폐

·췌장·십이지장의 종양, 기타 폐질환(폐렴, 결핵, 농양 같은), 뇌염과 경막하혈종 같은 중추신경계장애가 있다. 티아지드 이뇨제, 페노티아진(예: 소라진), 카르바마제핀(테그레톨) 등이 ADH 분비를 자극할 수 있는 약물이다.

신체증상

두통, 구역질, 구토, 흐린 시야, 식욕 상실이 초기 증상으로 나타난다. 경련, 무력감, 설사, 초조(혹은 때때로 기면)가 계속되는 질환과 함께 나타난다. 후기 단계에서는 발작, 혼수상태, 사망에 이른다. 신체가 심부전 등 다른 원인들로 인해 수분을 보유할 때 발견되는 부종은 항이뇨호르몬분비이상 증상의 특징은 아니다.

정신증상

정신증상은, 일정하게는 아니더라도, SIADH의 과정에서 종종 나타난다. 흥분은 드물게 발생하며 인지장애 역시 생긴다. 환각이나 망상이 겹쳐 더 심해진 섬망이 나타나기도 한다.

평가

혈청 나트륨 수준이 낮다. 만일 환자가 엄청난 양의 물을 마셔대 그 수준이 하루 안에 가파르게 떨어지면 특히 주목해야 한다. 소변이 비정상적으로 잦아진다.

예후

특히 환자가 그 행동을 숨길 때 과도한 수분 섭취는 막기 어려운 것으로 악명 높다. 어떤 연구자들은 전체 조현병 환자의 10% 이상이 SIADH의 결과로 죽음에 이를 때까지 물을 마신다고 주장한다. 그러나 만일 환자가 물 마시는 행위를 억제할 수 있다면 증상은 신속하게 자기 교정될 것이다. 물론 어떤 경우에는 폐암 혹은 뇌염 같은, 기저의 신체질환에 의해 최종 결과가 결정될 수도 있다.

원발성다음증(primary polydypsia)에 대한 특별한 주의

　장기간 조현병을 지닌 경우에 현저하게, 일부 정신질환자는 지나치게 물을 많이 마신다(다음증). 간혹 이들은 망상이나 환각에 반응해 그런 행동을 한다. 행위가 분명히 드러났는데도 일부 환자는 자신의 과도한 수분 섭취를 숨긴다. 대단히 많은 양의 물을 마신다 해도 거의 악영향 없이 신장에 의해 바로 분비되기도 하지만, 환자가 비정상적인 양의 ADH를 분비하고 물을 지나치게 많이 마실 때 앞서 얘기한 것처럼 수분중독이 나타난다. 조현병 환자 대부분은 과도하게 수분을 섭취한다는 의심을 거의 받고 있지 않지만, 신뢰할 만한 연구에 따르면, 그들 중 10% 정도가 이 장애로 고통 받고 있다.

뇌농양 (Brain Abscess)

발생빈도	발병 연령	성 별	의 뢰
흔하지 않음	30대에 정점	남성에게 더 많음	신경전문의
정 체	뇌의 감염은 점거성 병변을 남긴다.		
신체증상	두통, 고열, 발작, 구역질, 구토, 경부경직, 국소 신경학적 증상		
정신증상	기면, 일련의 인지증상		

농양은 쉽게 말해 고름 덩어리이다. 정확히 어디에 위치해 있는가에 따라 농양은 다양한 영향을 미치는데, 어떤 것들은 행동 및 사고에 치명적인 피해를 입힌다. 농양은 수많은 미생물에 의해 발생하며 그 증상은 원인에 따라 달라진다.

증상은 종종 죽음에 이르게 할 정도로 심각하지만 50년 전에 비해서는 그 위력이 현저히 약화되었다. 여기에는 다음과 같은 두 가지 이유가 있다.

1_ CT 스캔과 MRI로, 오늘날 뇌농양의 실태와 정도를 진단하기가 훨씬 용이해졌다.

2_ 광범위한 종류의 미생물에 효과가 있는 항생제 덕분에 훨씬 실용적인 치료가 가능해졌다.

그러나 뇌농양은 제3세계 국가에서 여전히 상대적으로 흔하며 남성 환자가 여성 환자에 비해 두 배 정도 많다.

단단하게 밀봉된 상자 안에 있는, 감염에 대해 매우 강한 저항력을 지닌 기관에서 어떻게 감염이 시작되는가? 물론 모든 신경외과적 수술이 뇌에 감염의 위험을 불러 불러일으키지만, 뇌농양 중 드문 경우만이 변호사의 먹잇감이 된다. 사례의 4분의 1 정도는 신체 다른 부위에서 뇌로 전달된 것이다. 예를 들면, 두개골과 인접한 부비강(sinus)이나 귀에서의 감염이 가장 흔한 원인이다. 사례의 10% 정도는 치아의 감염이 원인으로, 매일 이를 닦아야 하는 또 다른 이유가 되고 있다. 뇌농양을 자주 일으키는 다른 건강 문제로는 AIDS와 코로 흡입하는 코카인을 들 수 있다.

신체증상

뇌농양은 대략 한두 주 안에, 상대적으로 신속히 진행되며 뇌 속에서 병변 덩어리가 커지면서 증상이 생긴다. 물론 증상은 농양의 위치에 따라 달라진다. 전두엽이 가장 흔하고 후두엽이 가장 드물다. 반 정도의 환자가 고열에 시달리고 3분의 2 이상이 두통에 시달린다. 일부 환자가 발작을 경험하고, 두개골 내부 압력이 상승하면 구역질, 구토, 경부경직(stiff neck) 증상이 나타난다. 국소 신경학적 증상으로는 반신마비(hemiplegia), 한쪽 눈의 시력 상실(hemianopsia; 반맹), 실어증(aphasia) 및 건망성실어증(anomia), 안면근육 마비, 안구를 움직이는 근육의 마비가 있다. 언어 문제가 뚜렷해지기도 한다. 두개골의 기저 부분에 있는 소뇌에 농양이 있는 환자에게는 경련, 보행장애, 안구진탕증이 생길 수 있다.

정신증상

대부분의 환자들은 인지상태에서 약간의 변화를 경험한다. 농양이 특히 전두엽에 있는 경우에는 지남력 상실과 기면으로 제한되기도 한다. 그러나 각성 수준이 점진적으로 저하돼 심지어는 명백한 혼수상태로까지 이행되는 경우도 관찰되고 있다.

평가

위에서 언급한 바대로 CT 스캔과 MRI가 표준이다.

예후

20세기 첫 반세기 동안 사망률은 50%로 추산되었으나 현대적인 진단과 치료로 10%대로 떨어졌다. 그렇다 해도 생존자의 거의 반수에게는 몇몇 종류의 신경과적 결손이 잔존하게 된다.

뇌종양 (Brain Tumor)

발생빈도	발병 연령	성 별	의 뢰
빈번	모든 연령	여성에게 약간 더 많음	신경전문의
정 체	뇌 안의 조직 성장으로 정상적인 구조가 변형된다.		
신체증상	두통, 구토, 현기증, 발작, 국소 신경학적 증상		
정신증상	기억상실, 인지기능 저하, 치매, 성격 변화[무감정, 탈억제(disinhibition)], 우울증, 해리, 정신병		

미국에서는 매년 10만여 명의 뇌종양[4] 환자가 사망에 이른다. 하지만 뇌종양을 흔하다고까지는 말할 수 없다.

뇌종양의 유형에는 여러 가지가 있으나, 환자에게 가장 중요한 것은 '장애를 갖거나 사망에 이를 확률'이다. 그 답은 종양의 유형(악성 혹은 양성)뿐만 아니라 위치에도 좌우되는데, 양성 종양이라 해도 치료할 수 없는 곳에서 크게 자라고 있다면 매우 안 좋은 예후를 보일 수 있다.

뇌종양은 사실 뇌에서 시작되기보다는 신체의 다른 부위에서 전이된 것일 확률이 훨씬 높다. 기타 많은 주요 암도 그럴 수 있지만, 폐암(남성의 경우)과 유방암(여성의 경우)이 뇌 속에서 제일 자리를 잘 잡는 것들이다.

신체증상

종양의 유형 역시 어느 정도 영향을 미치기는 하지만, 주로 뇌 속 종양의 위치와 성장 속도에 의해 결정된다. 전이 암이 좀 더 나타나기 쉽고 빨리 발달한다(수일 혹은 수 주 안에).

---

4 엄밀하게 말하면 우리는 두개내종양(intracranial tumors)에 대해 논의하고 있는데 그중 어떤 것은 뇌 자체의 종양이다. 뇌수막종(meningioma) 같은 다른 것들은 뇌의 외피, 혈관 그리고 다른 조직에 생기는 종양이다. 이들 모두가 정신증상을 만들 수 있다.

그러나 대부분의 종양에는 어떤 공통적인 증상이 있다. 밤중에 또는 잠에서 일어나자마자 나타나기도 하는 두통은 약 반수의 환자가 처음 경험하는 증상으로, 주로 종양이 위치한 쪽의 머리에서 느껴진다. 일단 두개골 안에서 압력이 상승하기 시작하면 현기증이 생기거나, 통상적인 경고 증상인 구역질이 나타나지 않은 채 구토를 할 수도 있다. 두개골 내에서 압력이 증가하면 결국 종양이 있는 쪽 동공이 확장되는데 이는 좋지 못한 신호이다. 발작은 약 반수의 환자에게 나타난다.

전이된 종양은 빠르게 자라는 경향이 있고 발작 및 점점 악화되는 두통과 관련이 있다. 다른 ('국소의') 신경과적 증상에는 보행 곤란, 청력 손실, 복시나 흐린 시야(double or blurred vision), 언어장애 그리고 종양의 정도와 정확한 위치에 의해 결정되는 다양한 근무력증 및 마비가 포함된다. 계속 부피가 커지면 배변이나 배뇨 조절이 힘들어질 가능성도 있다.

정신증상

진행성 인지저하가 특징적으로 나타난다. 환자의 사고는 점차 지체되며 질병이 더 진행되면 실어증, 실행증, 기억상실증(amnesia), 기억 및 실행 기능 상실을 비롯한 전형적인 치매 증상이 나타난다.

특히 전두엽 종양에서 발견되는, 두 가지 유형의 성격 변화가 주목받고 있다. 무감정적인 성격 변화(청소년기부터 성인기를 거쳐 지속되는 병리를 의미하는 성격장애가 아닌)는 자발성의 결여와 무관심으로 나타난다. 또 탈억제적으로 성격이 변화하는 경우 환자는 무례해지고 폭력 행위를 하거나 혹은 다른 형태로 사회적 공격을 하는 정도로까지 충동적 성향을 보이기도 한다. 행동 변화가 어느 정도에 이르렀는지 확인하려면 환자를 잘 알고 있는 친척이나 다른 사람들과 면담할 필요도 있다.

우울증이 훨씬 흔하긴 하지만, 조증도 보고되고 있다. 기분이 급변할 수도 있다. 수면, 식욕, 성기능이, 심지어 분명한 기분장애의 조짐 없이 변하기도 한다.

어떤 환자는 현실감 소실, 이인증 혹은 데자뷔(아마 사실이 아님에도 이전에 어떤 장소나 상황을 이미 경험했다고 생각하는 현상) 같은 해리증상을 경험한다. 환각 역시 발생할 수 있다. 그 유형(비록 환청이 보고되고 있기는 하지만 주로 시각이나 후각에 관련된)은 종양의 위치에 따라 다르다. 피해망상은 측두엽 종양에서 간혹 발생한다. 카그라스 망상은 뇌종양과 특별한 관련이 있다. 이런 환자는 자신의 친척들이 똑같이 생긴 다른 사람으로 바뀌었다고 믿는다. 비록 그 의문의 사람들이 친척을 빼닮았다고 하더라도 환자는 그 사람이 실제로는 남의 이름을 사칭하는 사람이거나 아마도 사랑하는 사람의 탈을 뒤집어 쓴 외계인이라는 것을 '알고' 있다.

평가

뇌 생검 외에 CT 스캔이나 MRI가 통상적으로 가장 신뢰할 만한 진단을 제공한다.

예후

외과적으로 제거 가능한 위치에 있는 뇌수막종 같은 양성 종양은 정상적인 수명에 지장을 주지 않는다. 불행하게도 전이된 종양과 악성의 원발성 종양이 훨씬 흔하다. 이 경우 수명은 종종 월 단위로 계산된다.

암 (Cancer)

발생빈도	발병 연령	성 별	의 뢰
흔함	연령과 함께 증가	본문 참조	종양내과전문의
정 체	통제를 벗어난 세포의 비정상적 증식		
신체증상	위치에 따라 다양, 무력감, 통증, 식욕 부진, 전신 쇠약(malaise)		
정신증상	우울증, 불안, 자살사고, 섬망, 외상후스트레스장애(PTSD)		

암. 듣는 것만으로도 공포에 질린다. 가능한 한 멀리하고 싶은 생각에 '종양', '덩어리' 혹은 '성장' 같은 완곡어법을 쓴다. 6월의 마지막 주와 7월의 처음 세 주 사이에 태어난 사람들은 너나할 것 없이 자신의 별자리를 다른 이름['문차일드'(점성학에서 게자리 태생의 사람을 일컫는 말. 게자리가 cancer다.―역주)]으로 부르고 있다.

조금은 놀라운 일이지만, 다수의 암[5]환자는 정서적인 문제를 보이지 않는다. 환자의 반수 정도가 그런 문제를 겪는데, 기분장애의 한 유형인 주요 우울 에 피소드이거나 우울기분을 동반한 적응장애인 경우가 많다. 암환자의 반응성 정신증상은 다음과 같은 다양한 요소로 예측한다.

● 기분장애나 알코올 중독 같은 정신질환의 이전 병력
● 더 심한 암 증상(장애, 영양실조, 심한 고통)
● 치료 유형[화학요법의 부작용, 수술로 인한 훼손(유방의 제거, 머리와 목에 영향을 주는 수술 같은)]
● 가족 및 친구의 부재, 의료 전문가들로부터의 불충분한 교육을 비롯한

---

5 암종(carcinoma) 혹은 암. 기술적으로는 상피세포로부터 일어나는 악성 종양만을 일컫는다. 내부 기관의 외피와 내층에 영향을 미친다. 근육, 연골, 뼈에 영향을 주는 악성 종양은 인접한 조직으로부터 생기며 엄밀히는 육종으로 불린다.

지원체계 미비

- 일부 암의 경우, 환자에게 치료 선택의 기회를 제공하는 것이 감정적인 문제의 가능성을 낮추기도 한다.
- 정신병의 이환율(罹患率)은 환자의 연령, 성별, 결혼 여부, 사회경제적 지위와는 관련이 없는 것으로 보인다.

통상적으로 자신이 암에 걸린 것을 모르는 환자에게 정신증상이 적은 것은, 일부 정신증상은 암 진단이 가하는 감정적인 충격에 대한 반응이라는 자명한 결론을 넌지시 알려준다. 중추신경계 밖에 있는 소수의 암은 단지 질환에 대해 알고 있다는 사실의 반응으로서가 아니라 다소 직접적이고 생리학적인 방식으로 정신증상을 초래하는 것으로 밝혀지고 있다. 그 중 하나가 유암종인데 그에 대해서는 다음에 다룰 것이다. 다발성골수종(multiple myeloma)과 일부 폐종양도 감정에 영향을 줄 수 있는 호르몬을 분비한다. 그러나 췌장암 환자의 50%에 육박하는 사람들이 심지어 신체증상이 나타나기도 전에 우울증상을 보고한다. 종양이 있는 경우, 특유의 어떤 생물학적 과정이 환자의 기분에 직접적인 영향을 미친다는 가설이 매우 유력해 보인다.

여기서 정신장애와 암의 관계에 관해 두 가지 다른 시각을 강조하는 것이 중요할 것이다.

1_ 비록 우울증 자체가 암의 위험요인을 야기할 수 있다는 주장이 드물지 않다 해도, 최근의 역학(疫學) 연구는 그 근거를 거의 내놓지 못하고 있다.
2_ 보다 긍정적인 측면에서, 최근의 잘 설계된 연구들은 다양한 암을 앓고 있는 환자들에 대한 지지적 심리요법이 그들의 삶의 질을 개선하는 데 그치는 것이 아니라 심지어 생명을 연장시키는 데 도움이 되기도 한다는 것을 보여주고 있다.

물론, 암에 더 잘 걸리는 사람이 남성인지 여성인지 여부는 암의 유형에 따라 다르다(폐암은 남성에게서, 유방암은 여성에게서 많이 발견된다). 그러나 암과 관련 없는 기분장애가 여성에게서 두 배가량 더 발견되는 데 반해 암환자들에게 그런 성별의 편의(bias)는 존재하지 않는다.

신체증상

신체증상은 암의 위치와 퍼져 있는 정도에 따라 매우 가변적이다. 암은 호흡, 소화, 배설, 성기능, 힘, 근육 및 감각신경 기능을 교란시키며 정상적으로 기능하는 몸의 어느 부위에도 침입할 수 있다. 암의 보편적인 증상에는 무력감, 식욕 상실 및 체중 감소, 고통, 전신 쇠약이 포함된다.

정신증상

논의된 바와 마찬가지로, 환자들은 우울증에 빠지기 쉽다. 암환자에게서 조증을 발견하기는 매우 어렵지만 모든 형태의 기분증상이 나타날 가능성이 있다. 종종 우울증은 암에 걸렸다는 소식에 대한 반응으로 혹은 만성질환의 결과 이차적으로 나타나는 것 같으나, 멜랑콜리아를 동반한 심한 주요 우울 에피소드가 발현되는 경우도 있다. 암환자는 전체 인구에 비해 높은 비율로 자살한다.

불안증상은 환자가 나쁜 소식이라는 의심은 하지만 아직 확신은 못하는, 특히 진단 과정 초기에 거의 우울증만큼이나 빈발한다. 공황발작과 여타 불안장애 역시 고통을 겪고 있는 환자나 폐암에 의해 숨 쉬는 것이 위태로워진 환자에게서 나타난다. 암환자의 거의 4분의 1이 약물치료, 영양실조 혹은 말기 증상으로 나타나는 섬망으로 고통 받는다. 그리고 신체의 일부를 훼손당하거나 잃은(유방암이 고전적인 예이다.) 환자는 PTSD(post traumatic stress disorder; 외상후스트레스장애)라는 DSM-IV 진단이 가능한 증상을 경험하기도 한다.

평가

조직검사로만 결정적 진단이 가능한 사례가 많다. 그러나 다양한 영상의학·생화학 검사가 병력 및 신체검사에서 제기된 의심을 확인하는 데 도움이 될 수 있다.

예후

일반적으로 말할 수는 없다. 수술, 방사선 또는 화학 요법 등으로 완전히 치료 가능한 사례도 있으나 초기 진단 후 겨우 몇 주 정도만 사는 환자도 있다. 특정한 환자가 이 스펙트럼의 어디에 위치하는지는 일반적인 건강, 암의 부위 및 유형, 암의 진행 단계에 의해 결정된다.

유암종증후군 (Carcinoid Syndrome)

발생빈도	발병 연령	성 별	의 뢰
빈번	모든 연령	거의 같음	내분비내과전문의
정 체	특히 내장에 생기는 종양은 세로토닌 및 기타 호르몬을 분비한다.		
신체증상	종양이 국부적으로 성장하여 유발하는 증상, 설사		
정신증상	얼굴 및 전신에 생기는 홍조		

정신과 증상이 단 하나만 동반되는 질환은 적은데, 유암종이 그런 경우다. 유암종은 규칙적으로 나타나고 천천히 커지는 것이 꼭 암 같다고 해서 초기 병리학자들이 붙인 이름이다. 그러나 악성인 이 질환은 사망에 이르게 할 수 있을 정도로 위험하다. 하지만 의료 전문가가 아니고서야 누가 유암종에 대해 한 번이라도 들어나 봤을까?

이런 종양은 보통 장기에서 시작되어 간으로 전이된다. 소수의 환자가 특이한 홍조증상을 겪는다. 홍조에는 당황이나 걱정 외에도 많은 원인이 있다. 그러나 유암종증후군의 경우 엉뚱한 장소에서 내분비 조직이 성장하며 홍조증상을 일으킨다. 모든 연령대에서 생길 수 있으나 대개 10대부터 시작해 40대나 50대에 정점을 이룬다.

신체증상

장기 안의 출혈[흑색변(melena)이라 불리는, 어둡고 피가 섞인 대변을 만들어내는], 복부 통증, 장내 음식물 이동 장애가 흔한 증상이다. 유암종이 특히 많이 생기는 곳의 하나가 맹장인데 이 경우는 전혀 증상이 없다. 호르몬 분비 시 설사와 심장병(드물게 우심부전)이 유발될 수 있다. 발작 중에 혈압이 저하되기도 한다. 가끔 폐에서의 기관지 협착으로 천식발작과 유사한 수포음이 발생한다.

정신증상

특이한 '증상'에 주목하라. 질환 초기에, 홍조는 스트레스로 인해 시작되기도 하는데 음식을 먹거나 술을 마실 때도 나타날 수 있다. 얼굴과 목뿐 아니라 온몸이 붉어질 수 있고 심한 안면홍조의 경우 얼굴의 작은 혈관들이 영구히 확장되기도 한다. 홍조는 폐경, 갈색세포종, 그리고 알코올 의존을 비롯한 다른 장애에서도 보인다. 사회공포증의 뚜렷한 증상이므로, 홍조를 정신증상에 포함시켰다.

평가

대부분의 환자는 혈중 세로토닌 수준이 높으며 24시간 소변 표본으로 측정 가능하다.

예후

환자는 일반적으로 전이된 질병을 갖고 있어 홍조가 나타난 후 겨우 2~3년 밖에 살지 못하는 경우가 많다. 조기 발견 환자는 수술이 효과적일 수 있다.

심부정맥 (Cardiac Arrhythmias)

발생빈도	발병 연령	성 별	의 뢰
흔함	모든 연령	본문 참조	심장전문의
정 체	정상에 비해 심장 박동이 더 빠르거나 느리거나 덜 규칙적임		
신체증상	심계항진, 졸도, 현기증, 피로		
정신증상	불안, 섬망		

심장은 사람이 눈치 채지 못하도록 꾸준하고 천천히 박동한다. 심부정맥에 의해 심계항진—정상에 비해 더 빠르거나 느리거나 혹은 덜 규칙적인 박동—이 만들어지는데, 재채기만큼 흔하지는 않지만 극히 일반적인 질환이다.

심장 박동은 심장 자체 내에서 발생하는 전기 자극에 의해 제어된다. 심계항진은 이런 전기 충격이 발생하거나 심근을 통해 작용하는 방식에 이상이 생겨 나타난다. 심장 박동 이상의 기본적 유형에는 속도장애와 리듬장애 두 가지가 있다.

리듬장애는 기외수축(extrasystolic) 심장 박동에 의해 초래된다. 이는 정상적이고 꾸준한 박동에 의해 나타나는 것과는 다른 시간에 발생하는 개별적인 박동이다. 이후 종종 휴지기가 뒤따르는데, 이때 심장이 완전히 멈출지 모른다는 두려움을 갖게 된다. 대부분의 정상 성인은 매일 기외수축 박동을 경험하나 단지 알지 못할 뿐이다. 물론 불규칙적인 심장 박동도 병리의 징후가 될 수 있다.

속도장애에는 '너무 빠른 것'과 '너무 느린 것'이 있다. 전자(tachycardia; 빈맥)는 운동 이외의 어떤 문제가 분당 대략 60~100회(안정시 심박수는 개인에 따라 편차가 크다.)의 정상 속도를 초과해 심장 박동을 올릴 때 발생한다. 대부분의 빈맥은 심장 자체의 전기적 발화 기제 이상 때문이지만 어떤 경우는 심장 외부의 질병에 의해 생긴다. 심박수를 끌어 올리는 장애에는 고열, 빈혈, 갑상선기능항진증이 포함된다. 후자(bradycardia; 서맥)는 보통 심장 전도 이상 때문에 생긴다. 힘들게 훈련하는 운동선수와 일부 노인도 분당 50회의 아주 느린 박동을 보일 수 있지만 정상적인 것으로 볼 수 있다.

심부정맥에 취약한 성별이 따로 있는가에 대해 일반적으로 말하기는 어렵다. 발작성심방성빈맥(paroxysmal atrial tachycardia)과 같은 여전히 놀랄 만한 상태들이 있기는 하나 여성은 대체로 덜 위험한 종류의 심부정맥에 노출되는 경향을 보인다. 남성은 수많은 심각한 심장병으로 고통 받고 있으므로 의학적 주의를 요하는 심장 박동 이상을 더 많이 지니기 쉽다.

신체증상

환자는 심계항진의 감각을 표현하는 데 매우 많은 용어를 사용한다. 빈맥을 심장이 '피스톤처럼 일한다'거나 '스스로를 소진한다'와 같이 표현하기도 한다. 빈맥은 점차적으로 아니면 꺼진 전기 스위치처럼 갑자기 시작하고 끝날 수도 있다. 어떻게든 주의를 기울인다면, 기외수축은 '심하게 쾅쾅 울리는', '얻어맞는 듯한', '불규칙적으로 빨리 고동치는' 혹은 '건너뛰는' 것처럼 느껴질 것이다.

심장 박동 장애가 심각해지면 순환이 느려질 수 있고 그에 따른 산소 결핍(hypoxia; 저산소혈증)이 현기증과 실신의 원인이 되기도 한다. 피로 역시 문제를 일으킨다. 그러나 심부전 증상은 특히 심한 사례에서 나타날 수 있다.

정신증상

심장 박동에 문제가 있는 환자는 낮은 혈중 산소 아니면 심장이 죽어가고 있다는 인식에 동반한 공포 때문에 공통적으로 불안을 경험한다. 불안은 특히 걱정이 많아지는 밤 시간에 흔하게 나타난다. (반대의 관계 또한 주의해야 한다. 다른 신체증상과 함께, 공황발작은 보편적으로 심계항진을 자극한다.)

청소년기에 접어들면 해부학적·생리학적 불완전성에 대해 알게 된다. 심계항진을 정상적인 것으로 받아들이는 대부분의 젊은 사람은 이런 경험을 기꺼해야 불편한 것 정도로만 간주할 것이다. 그러나 교육 수준이 낮거나 불안이 심한 환자는 심계항진을 액운의 전조로 간주하기도 한다. 이때 불안이나 신체형장애가 생길 수도 있다.

경우에 따라, 동기능부전증후군(sick sinus syndrome)—동방결절(sinus node)은 심장의 정상적인, 내부 맥박 조정기다.—이라 불리는 형태의 서맥 환자에게는 뇌로 흘러드는 피가 너무 적어서 생기는 섬망이 나타나게 된다.

평가

심전도.

예후

대부분의 사례에서, 양성이 아닌 심계항진은 약물치료로 안정될 수 있다.

뇌졸중 (Cerebrovascular Accident)

발생빈도	발병 연령	성 별	의 뢰
흔함	연령과 함께 발병 증가	남성에게 약간 더 많음	신경전문의
정 체	동맥이 막혀 뇌 조직이 괴사		
신체증상	국소 신경학적 증상, 실인증, 기억살실, 실어증, 실행증		
정신증상	다양한 인지장애, 성격 변화, 우울증, 조증, 정신병		

1913년 우드로 윌슨이 미국의 제28대 대통령이 되었을 때, 그는 두 번째 임기의 상당 기간 동안 자신을 꼼짝 못하게 하였고 결국 죽음으로 이끈 질병의 여러 번에 걸친 경고를 이미 경험하고 있었다. 1906년 왼쪽 눈이 거의 실명에 이른 것은 초기 성인기에 시작된 고혈압 때문인 것으로 짐작된다. 대통령으로 재직하는 동안 그는 심한 두통으로 큰 고통을 겪었다. 이전에 생긴, 같은 병에 의한 최소한 두 번의 보다 경미한 에피소드 때문에 그는 다소 충동적이고 예민하며 독선적인 인물이 되었는지도 모른다.

그를 괴롭혔던 것은 뇌졸중인데, 이 흔한 질병에 걸리는 사람은 매년 10만 명 당 약 150명에 이른다. 백인보다는 흑인, 여성보다는 남성에게 약간 더 많다. 모든 연령대에서 발생하기는 하나 60에서 80대 사이가 특히 이 병에 취약하다. 고혈압(hypertension), 심장병, 당뇨병에 의해 위험이 높아진다.

뇌졸중의 주요 유형 세 가지는 다음과 같다.

- **혈전성**: 뇌혈관 속에 혈전이 생겨 일어난다.
- **색전성**: 다른 부위에서 생성된 혈전이 뇌혈관을 막아 생긴다.
- **출혈성**: 뇌 안에 출혈이 생겨 발생한다.

어떤 유형이든 간에 결국 피와 산소 공급이 끊겨 뇌 조직이 죽게 된다[산소 결핍(anoxia)으로 인한 조직의 괴사를 경색(infarction)이라고 한다].

1919년 9월, 그가 애정을 가지고 있던 국제연맹의 창설을 승인해주도록 상원을 설득하려던 중 윌슨은 심한 뇌졸중으로 쓰러져, 그 후 7개월간 심지어 각료들조차 만날 수 없는 지경이 되었다. 이에 따라 효과적인 직무 수행이 매우 어려워졌고 실제로 그는 새로 접하게 된 업무를 처리할 수 있는 능력을 거의 상실했다. 자신의 건강이 얼마나 심각한 상태였는지 몰랐던 윌슨은 실질적인 치매 상태였으나 그의 아내와 가장 가까운 고문들은 1년 반 남은 그의 대통령 임기를 국가에 반납하지 않기 위해 작당했다. (윌슨은 1921년 자신의 두 번째 임기를 마친 후 1924년에 사망함.—역주) 상원의 승인을 받지 못한 국제연맹은 그 희생자였다.

신체증상

신체증상의 범위는 매우 넓을 수 있으며 경색부의 정확한 위치에 따라 달라진다. 물론 근육기능을 제어하는 뇌 영역에 있는 커다란 병변은 (통상적으로) 재난과도 같은 질환의 갑작스런 발병 원인이 된다. 여기에는 마비, 경직성 경련, 태도 변화, 실금, 감각 상실, 부분적 실명 그리고 심지어 무언증까지 포함된다. 다른 신경과적 증상은 면밀히 관찰해야 명확해지기도 한다.

- **실인증(agnosia):** 익숙한 사람, 모양, 물건들을 인식할 수 없거나 그들의 쓰임새에 대해 설명을 못하기도 한다.
- **기억상실증:** 최근의 정보를 회상할 수 없거나 새로운 정보를 파지(把持)하지 못한다.
- **실어증:** 말하는 데 곤란을 겪거나 말의 이해력이 떨어져 언어 사용이 어렵다.
- **실행증:** 자발적으로 할 수 있는 것(공차기 같은)을 지시에 따라 수행할 수 없다.
- **실행 기능(executive functioning):** 옷 입는 일 같은, 일련의 지시나 업

무를 따르는 데 어려움을 겪는다.

- **무시와 부인(neglect and denial):** 뇌졸중의 영향이 나타나는 쪽의 옷차림에 신경 쓰지 않고(예를 들면 왼쪽만 머리 빗기) 뭔가 예사롭지 않은 일이 생겼음을 부인하기도 한다.

정신증상

대부분의 환자는 의식에 문제가 없지만 많은 정신증상이 뇌졸중에 의해 나타날 수 있다. 특히 치매 등 모든 형태의 인지장애가 발생할 수 있다.

성격 변화

전두엽이 손상되었을 때 가장 주목할 만한 현상은 환자가 무감정, 다행증을 겪거나 익살스러워지고 탈억제적이 되거나 충동적이 될 수 있다는 것이다. 1919년의 엄청난 충격에 몇 달 앞서 우드로 윌슨이 겪은 분명한 판단력 상실은 그런 성격 변화의 예였다.

우울증

뇌졸중 환자의 4분의 1가량이 흥미와 집중력을 잃고 식욕 및 수면 문제를 겪으며 피로와 죄책감, 자살의사, 우울 증세로 고통 받는다. 그들은 때때로 분명한 주요 우울장애 증상을 보인다. 우울함을 느끼지는 않아도 감정 제어가 안 되기 때문에, 간혹 부적절하게 우울증 진단을 받기도 한다. 이들은 현재의 기분과는 무관하게 적절한 자극 없이 곧바로 눈물을 글썽일 수도 있어서 갑작스럽고 큰 기분 변화를 겪고 있는 것처럼 보인다. (드물게는 갑자기 들뜨거나 웃기도 한다.) 그러나 이에 수반된 불안증상이 반드시 나타나는 것은 아니다.

조증

과대사고, 수면욕구 감소, 수다, 풍부해진 아이디어, 쉽게 산만해짐, 활동 수준 증가, 판단력 상실 등 조증과 유사한 증상들을 나타내는 환자는 양극성 기분장애를 의심해볼 수 있다. 이런 환자는 그들의 분명한 신경과적 결함을 부인하거나 평가 절하하기도 한다. 조증 증상은 해소되거나 재발할 수도, 계속 지속될 수도 있다.

정신병

환시는 뇌졸중과 연관된 주된 정신병적 증상인데 환시 자체는 다른 신경과적 장애와 연관된 것일 수 있다. 이런 환자들은 단지 어떤 어렴풋한 모양만을 보지만 간혹 사람이나 전경의 짜임새 있는 이미지들을 인식하기도 한다. 눈을 깜빡거리면 그 이미지가 변화하는 경우도 있다. 환청은 혈관질환에서는 드물게 나타난다. 망상이 나타나는 경우는 대개 피해망상이다.

평가

CT 스캔이나 MRI가 환부의 위치와 정도를 결정적으로 시각화해 보여줄 수 있다.

예후

예후는 수많은 요인에 따라 크게 다르다. 병변의 위치와 정도가 가장 중요하나 환자의 나이 역시 매우 중요하다. 성장 중인 뇌의 가소성이 더 크기 때문에 어린이들이 성인에 비해 완전히 혹은 부분적으로 회복될 가능성이 훨씬 높다.

일과성허혈발작(Transient Ischemia Attacks; TIAs)에 관한 특별한 주의

이는 산소결핍증에 의해 너무나도 간단히 뇌조직이 괴사하는 증상이다[허혈(ischemia)이란 '동맥이 좁아져 혈액 공급이 감소하는 현상'을 의미한다]. 정의에 의하면, TIAs는 24시간 미만으로 지속되나 뇌의 동일한 곳에서 완전한 뇌졸중이 결국 발현되리라는 전조가 될 수 있다. 이는 두통, 무감각, 현기증, 기타 많은 신경과적 증상에 의해 확인될 수 있다. 말하는 데 곤란을 겪는 증상, 기억상실증, 행동 변화 역시 눈길을 끌지만 몇 시간 내에 모두 정상으로 돌아온다. TIA는 매우 우려할 만한 증상이므로 즉각 신경전문의에게 의뢰해야 한다.

만성폐쇄성폐질환 (Chronic Obstructive Lung Disease)

발생빈도	발병 연령	성 별	의 뢰
흔함	40대에서 60대	남성에게 더 많음	내과전문의
정 체	폐의 탄력 상실, 폐의 흡수성 표면 영역 상실		
신체증상	호흡곤란, 기침, 거무스름한 피부색, 두통, 경련		
정신증상	불안, 공황장애, 우울증, 불면증, 섬망, 치매		

　매우 치명적이며 흔하기 이를 데 없는 질병이다. 이와 함께 천식(asthma), 기관지염(bronchitis), 폐기종(emphysema) 같은 평범한 폐질환에는, 그중 아주 적은 수만이 중요한 증상을 보이지만, 전 세계 인구의 거의 반이 걸린다. 모든 제3세계 국가에서 담배 판촉이 감소하지 않는다면 21세기에 상황은 악화될 수밖에 없을 것이다. 여성 환자의 비율이 급증 추세에 있기는 하지만, 요즘 우리나라(미국, 이하 같음—역주)에서는 남성이 더 많이 걸리고 있다.

　만성폐쇄성폐질환(그 약어인 COLD는 씁쓸하게 비꼬는 말이다.)은 만성기관지염과 폐기종 두 가지 주요 장애로 구성돼 있다. 전자는 기도의 상부에 점액이 많이 만들어지는 것으로 매년 몇 달 동안 지속된다. 가스는 폐의 표면을 통과해 공기로부터 피로 발산되고 다시 반대로 피에서 공기로 발산돼야 하는데 후자에 생기는 문제는 더 심각하여 폐의 표면 부분이 실제로 사라지게 된다. 두 상태 모두에서 기도가 좁아지고 폐의 탄력이 상실된다. 환자에게는 단지 숨을 들이쉬고 내쉬는 것조차 힘겨운 노동이 된다.

　주요 원인에는 흡연(간접흡연 포함), 대기오염, 감염, 직업병[석면침착증(asbestosis), 진폐증]이 포함된다. 발병은 40대에서 50대에 이를 때 증가하기 시작한다.

신체증상

기관지염 환자는 가래 있는 기침을 계속한다. 말초조직으로 충분한 산소를 공급하지 못하므로 많은 환자의 피부가 거무스름하게 변한다(cyanosis; 청색증). 병이 경미한 사람은 쉬고 있는 한 피로 외에 별다른 신체적 고통을 경험하지 않을 수도 있으며, 보다 병세가 심한 사람들은 우심부전(right heart failure)을 보이기도 한다.

폐기종 환자들은 전형적으로 호흡곤란(dyspnea)을 겪는다. 기관지염 환자에 비해서는 기침과 가래가 적다. 체중이 덜 나가는 경향이 있고 심지어 쉬고 있을 때조차 호흡하는 것이 쉽지 않다. 상태가 나쁜 환자는 부손근을 이용해 호흡함으로써 숨 쉬는 데 도움을 받는다. 의자에서 내앉아 가슴과 팔 근육이 공기를 밖으로 내보내는 데 도움 되도록 몸을 굽힌다. [우리는 보통 횡격막(diaphragm)만을 사용해 숨을 쉰다. 숨을 내쉬는 것은 중력과, 가슴 및 폐의 정상적인 탄력에 의해 이루어진다.] 폐 밖으로 공기를 내보내는 것이 힘들기 때문에 일부 만성폐쇄성폐질환 환자는 숨을 내쉬기 시작할 때 툴툴거리면서 입술을 오므리게 된다. 몇 년간 이런 노력을 하고 나면 가슴은 술통 모양이 된다. 사지의 청색증은 흔하게 나타나지는 않는다.

만성폐쇄성폐질환 환자들은 몸 안으로 산소를 가져오는 것뿐 아니라 이산화탄소를 배출하는 데에도 많은 어려움을 겪는다. 저산소혈증과 과도한 혈중 이산화탄소(hypercapnia; 과탄산혈증)가 결합되면 몇 시간 동안 지속되기도 하는 머리 앞뒤의 굉장한 통증, 사지의 빠른 진전(tremor), 그리고 때로는 근육군의 경련이 나타난다.

정신증상

깊은 수중에서 산소통 없이 숨 쉬려고 애쓰는 모습을 상상해보면 만성폐쇄성폐질환 환자의 고통을 짐작할 수 있을 것이다. 질식은 엄청난 불안을 불러일으킨다. 환자는 공황발작 증상을 보인다(대부분의 사례에서 적절한 진단은 만성폐쇄성폐질환으로 인한 불안장애가 될 것이다). 말기로 갈수록 이런 느낌은 더 강렬해질 수 있다. 갑작스런 죽음에 대한 공포는 매우 현실적이다. 초조와 불면증은 동시에 나타나는 경우가 많다.

우울증 또한 흔한데 이전에 하던 활동에 대해 흥미를 잃거나 심지어는 갑작스럽게 자살을 생각하기도 한다. 불안, 우울증, 계속되는 약물치료로 인해 성적 능력과 그에 대한 흥미마저 잃는 경우가 흔하다.

혈중 산소가 감소하고 이산화탄소가 증가함에 따라 섬망이 나타나기도 한다. 주의가 산만해지고 판단력이 악화되며 무감정과 나른함이 시작된다. 호흡에서 몇 차례 위기를 겪고 나면 치매가 찾아와 기억과 추상적 추론 능력을 손상시킬 수 있다. 환시와 같은 정신병적 증상이 생기기도 한다. 신체 감각에 대한 외부의 자극이 감소할 때 이런 심한 인지장애의 징후 중 어느 것이라도 악화될 수 있다. ('sundowning; 황혼증후군')

평가

폐기능 검사로 환자의 호흡 기능 저하를 측정하며, 기능 저하가 어느 정도인지는 혈중 가스 측정으로 평가한다.

예후

심한 고통을 겪는 만성폐쇄성폐질환 환자도 4분의 1 정도는 5년 이상 생존한다. 코로 산소를 흡입하는 기구를 사용하고, 역설적으로 들리겠지만 운동을 통해 삶의 질이 개선될 수도 있다. 병의 단계와 관계없이 니코틴 중독에서 벗어날 수 있는 환자들은 최소한 병의 진행을 늦추게 된다.

울혈성심부전 (Congestive Heart Failure)

발생빈도	발병 연령	성 별	의 뢰
흔함	연령이 높을수록 증가	남성에게 더 많음	심장전문의
정 체	심장병이나 부정맥에 의한 심장박동 효율성 상실		
신체증상	호흡곤란, 무력감, 피로, 부종, 청색증, 수족냉증		
정신증상	불안, 공황장애, 우울증, 불면증, 섬망		

　심부전은 심장이 신체의 모든 조직에 양분을 공급할 수 있을 만큼 피를 충분히 펌프질하지 못하는 상태이다. 물론 완전한 부전은 아니고 단지 상대적인 불능이다. 심장이 정말로 멈출 때 환자는 사망하기 때문이다. 심장전문의의 보고서에 적혀 있는 '부전'은 실제로는 심장의 성적이 C-나 D 정도라는 것을 뜻한다.

　부전은 심장이 부하를 견디기에는 너무 약해질 때 발생한다. 이것이 흔히 말하는 심근경색(myocardial infarction 즉, 심장발작)으로 심근의 일부가 약화되거나 심지어는 괴사하여 생긴다. 또 다른 보편적인 이유는 심장의 효율성을 감소시키는 심부정맥(cardiac arrhythmia)으로, 심장을 부전으로 몰아간다. 빈혈, 감염, 임신부에게 나타나는 갑상선기능항진증은 의학적으로 관련이 없는 증상이지만 이미 약해진 심장에 부전을 촉진시킬 수 있다.

신체증상

　호흡곤란은 심부전의 초기증상으로, 폐에서 피를 받아들인 후 몸으로 뿜어내는 좌심이 효과적으로 기능하지 못해 피가 다시 폐 안으로 역류할 때 발생한다. 처음에는 힘든 활동을 할 때 평소보다 약간 더 숨이 차는 정도에 그치기도 한다(물론 격렬히 움직인 후에는 누구나 숨이 차다. 차이는 그 '정도'에 있다). 부전이 악화됨에 따라 환자는 계단 몇 개 올라가는 것이 벅찰 정도로 점점 더 몸의 움직임을 감내하지 못한다. 결국 침대 위에 가만히 누워있는 것도 불가능해진다. 환자는 쌕쌕거리고 가쁘게 숨 쉬며 얕게 헐떡인다. 될 수 있는 한 많은 피를 폐로부터 내보내기 위해 환자는 심지어 앉은 채 자기도 한다[기좌호흡(orthopnea)이라 알려진 상태—의사들은 때때로 '베개 세 개 높이 기좌호흡'과 같이 검증되지 않은 방식으로 계량화한다]. 베개를 받치고 자야만 하는 환자에게서 베개를 빼면 환자들은 기침을 하고 급성 호흡곤란을 겪으면서 깨어나는데 이를 발작성야간호흡곤란(paroxysmal nocturnal dyspnea)이라 한다.

우심은 전신으로부터 피를 받아 산소화를 위해 피를 폐로 뿜어낸다. 우심에서 부전이 생길 때 피는 몸으로 역류하고 사지 특히 다리와 발목은 부풀어 올라 부종이 생긴다. 좌심과 우심에서 함께 부전이 생기기도 하는데 이때는 혼합된 증상이 나타난다.

심부전은 무력감과 피로도 야기한다. 폐 속 산소 이동에 문제가 생긴 까닭에 환자의 손·발톱, 입술 혹은 사지가 파래지기도 한다(청색증). 순환이 감소하면서 발이나 손가락이 차갑게 느껴지는데, 타인에게뿐 아니라 환자 자신에게도 그렇다. 사지에 피가 차게 되면 특히 발목과 정강이뼈에서 잘 보이는 부종이 나타나며 보통 밤에 더 악화된다. 발기부전이 나타나기도 한다. 심한 심부전은 구역질, 구토, 식욕 상실, 그로 인한 체중 감소와 연관될 수도 있다. 황달이 말기증상으로 나타날 가능성도 있다.

정신증상

공황발작을 포함한 불안증상은 심부전을 지닌 환자에게 흔하다. 특히 환자가 밤에 깨어 있을 때, 호흡을 못하는 것에 대해 불안을 갖는 경우가 많다. 이때 침대 끝에 기대앉으면 보통 호흡곤란과 불안이 잦아들게 된다.

심부전 환자에게 통상적으로 영향을 끼치는 우울증은 단지 고통에 대한 반응일 수도 있으며, 죄책감과 식욕 및 체중 감소 등과 같은 멜랑콜리아의 특징과 그리 연관되지는 않는다. 그러나 경미한 울혈성심부전을 지닌 환자라도 불면증을 호소하는 경우는 흔하며 더 심한 환자는 삶의 의지를 잃기도 한다.

심부전이 심해지면 혈액의 산소포화도가 감소하고 중요한 기관으로 흘러드는 피의 양 또한 줄어든다. 그 결과 뇌가 산소에 굶주리게 되고 인지증상이 발현된다. 환자는 혼란스러움을 느끼고 졸음을 호소하기도 한다. 정신병을 동반하기도 하는 섬망이 잇따라 일어날 수도 있다.

평가

흉부 엑스레이와 초음파심전도가 부전 특유의 심장 크기 변화를 드러낸다. 연속적인 MSE (MMSE와 같은)가 인지장애의 진행을 평가하는 데 활용되기도 한다.

예후

비록 심장 박동을 강화하고 몸에서 과도하게 피가 역류하지 못하게 하는 탁월한 치료법이 있다 해도, 많은 환자들이 경고 없이 돌연 사망한다. 예후는 갑상선기능항진증, 임신 혹은 심장판막결손 같은 심부전 촉진 요인에 결정적인 교정이 있을 때 개선된다.

크립토코커스증 (Cryptococcosis)

발생빈도	발병 연령	성 별	의 뢰
빈번	특히 초기 성인	남성에게 더 많음	내과전문의
정 체	비둘기 배설물에서 전염된 균류, 특히 AIDS 환자에게 영향을 준다.		
신체증상	두통, 경부경직, 발열, 구역질, 흐린 시야, 비틀거리는 걸음걸이, 국소 증상		
정신증상	흥분, 지남력상실, 치매, 조증, 정신병		

비둘기를 혐오하는 샌프란시스코 신문 칼럼니스트 허브 케인은 50년이 넘는 기간 동안 베이 지역 조류애호가의 분노에 강경하고 신랄하게 대응했다. 그의 비둘기 혐오는 질병보다는 미학적인 이유에서였는데, 사실 조류가 인간에게 옮기는 질병은 많지 않다. AIDS 환자들이 그런 감염에 매우 취약하다는 점을 제외하면, 균류 감염은 우리의 관심사에서 거의 벗어나 있다. 그러나 크립토코커스증은 백혈병(leukemia), 호지킨병(Hodgkin's disease), 결핵, 당뇨병, 전신성홍반성낭창을 비롯한 기타 만성 질환들과 오랫동안 연관돼왔다.

1990년대에 크립토코커스증 환자의 80% 혹은 그 이상이 AIDS를 가지고 있으며 AIDS 환자의 5~10%가 크립토코커스증을 보이고 있다. 전체적으로 남성 환자가 여성 환자보다 2배가량 많다.

신체증상

첫 진단 때, 환자 대부분은 수막염 증상을 가지고 있으며 두통도 흔히 나타난다. 경부경직과 발열은 처음 나타났을 때는 상대적으로 그리 심하지 않다. 이밖에 구역질, 흐린 시야, 비틀거리는 걸음걸이가 증상으로 나타난다. 발작이 나타나기도 한다. 뇌의 포낭성 농양(cystic abscess)은 감염과 싸우기 위해 몸속 어딘가에 모여 있는 세포의 집단인 육아종(granuloma)처럼 나타날 수도 있다. 농양과 육아종은 크게 자라 국소 신경학적 증상들을 야기할 수 있다.

정신증상

흥분, 지남력 상실 그리고 마침내 치매에 이르는 증상들이 주된 정신증상이다. 어떤 환자는 조증이나 정신병을 보이기도 한다.

평가

인디아 잉크로 뇌척수액(cerebrospinal fluid)을 검사하면 이 효모의 전형적이고 명확한 출현을 확인할 수 있다. 이 진단 방식은 몇 세대에 걸쳐 불변이다.

예후

치료받지 않으면 거의 모든 크립토코커스증 환자가 사망에 이른다. 그러나 새로운 항생제로 치료하면 AIDS를 지니지 않은 환자의 약 3분의 2가 낫는다.

쿠싱증후군 (Cushing's Syndrome)

발생빈도	발병 연령	성 별	의 뢰
흔하지 않음	초기 성인	여성에게 더 많음	내분비내과전문의
정 체	부신의 과도한 활동(혹은 부신 스테로이드 약제 처방)으로 인한 코르티손의 과다 분비		
신체증상	몸통 비만, 달덩이 같은 얼굴, 버팔로 혹, 무력감, 체모 증가, 기름기 있는 피부		
정신증상	우울증, 불안, 섬망, 정신병		

쿠싱증후군은 한 외과의사의 이름을 딴 내분비질환의 하나로 그 계기가 된 사례가 그가 접한 유일한 것이었다. 그 의사는 20세기 초 존스홉킨스, 하버드, 예일 등에서 수련한 신경외과의사인 하비 쿠싱으로, 뇌하수체종양(pituitary tumors)과 관련된 환자를 많이 수술한 사람이었다.

뇌하수체는 소위 내분비선의 지휘자로서 호르몬 분비를 조절하며 뇌의 아래쪽에 자리 잡고 있다. 부신에게 코르티손을 얼마나 생산할지 지시하는 것도 뇌하수체의 일이다. 적은 양의 코르티손은 상처 입은 조직들의 치유를 촉진하기도 하나 너무 많아지면 환자의 신체적·정신적 웰빙에 참혹한 피해를 가져온다.

뇌하수체종양만이 쿠싱증후군을 일으키는 것은 아니다. 부신의 주요 종양들(약 반이 악성)과 소수의 다른 원인도 그 증상을 유발할 수 있다. 그러나 쿠싱형 증상은 이 다양한 장애를 치료하기 위해 스테로이드를 처방하는 의사가 가장 많이 일으킨다. 매년 100만 명의 성인 중 열 명 정도가 쿠싱증후군에 걸린다.

신체증상

환자는 분명하고 다소 특이한 패턴으로 체중이 증가한다. 몸통은 비만해지나 팔, 다리는 그렇지 않다. 지방 패드가 어깨와 만나는 목의 뒤쪽에 걸쳐 발달하며 '버팔로 혹(buffalo hump)' 모양을 만들어낸다. 얼굴 역시 둥글게 되어 환자는 '달덩이 같은 얼굴'이 된다(얼굴빛이 동시에 붉어져 '화성 같은 얼굴'이 더 정확한 묘사일 듯싶다). 근육은 쇠약해지는데 특히 대퇴부와 상박 같이 커다란 근육들이 비슷한 정도로 약해진다. 혈압은 올라간다. 여성들은 체모 및 얼굴의 털이 많아지고 월경의 양이 적어지거나 아예 없어지기도 하는 등 남성화 신호를 보일 수도 있다. 남성들은 발기부전이 될 수 있다. 피부는 종종 기름기가 있고 여드름이 이어서 생기기도 한다.

정신증상

쿠싱증후군 환자의 반 이상이 정신증상을 지니고 있는데 신체증상에 비해 더 변화무쌍하다. 가장 흔한 것이 우울증후군으로 주요 우울장애와 거의 유사해 기분 저하, 울음 발작, 권태, 간헐적이거나 정기적인 수면장애, 흥분, 집중력 저하, 기억 상실, 자살사고 그리고 초조 혹은 정신운동성 지연을 나타낸다. 불안증상이 뚜렷할 수도 있으며 일부 환자에게 치매나 섬망 같은 인지기능 저하가 나타나기도 한다.

스테로이드 약물 치료를 시작하거나 늘린 처음 4~5일 내에 조증 에피소드를 암시하는 다행증과 수면 상실이 나타날 수도 있다. 이때 대부분의 환자는 우울증상으로 진행한다. 환각(특히 환시) 역시 스테로이드 정신병 도중에 나타날 수도 있으나 드물다.

평가

보통 최근의 스테로이드 함유 약제의 사용 내력을 살펴 본다. 24시간 소변 피검물 속의 증가된 총 코르티코스테로이드 용량으로 다른 원인들에 기인한 쿠싱증후군의 진단을 확인한다.

예후

정신증상은 기저 원인이 먼저 제대로 처리되면 보통 완전히 없어진다. 다행스럽게도, 외과수술 기술이 하비 쿠싱 시대 이래로 개선되어 환자 대부분이 정상적인 수명을 기대할 수 있게 되었다.

청각소실 (Deafness)

발생빈도	발병 연령	성 별	의 뢰
흔함	이중 최빈치	거의 같음	이비인후과전문의
정 체	청각 예민성의 저하		
신체증상	손상된 청력		
정신증상	편집증적 사고		

에밀 크레펠린이 처음으로 청각소실과 정신증상의 관련성을 제기한 것은 20세기 초 무렵(정확히는 1915년)이다. 그는 이것을 '청각 장애인의 편집증'이라고 불렀는데 보편적으로 사용된 용어는 아니다. 약 1세기에 걸쳐 적어도 네 개의 연구가 생애 후반기에 편집증을 보이는 환자들에게 청각소실이라는 감각장애가 생긴다고 제안하였다. 물론 이것이 듣지 못하게 되는 사람들에게 항상 편집증적 사고가 발견된다는 것을 의미하지는 않는다. 청각소실은 흔하나, 편집증적 사고는 그렇지 않기 때문이다. 후천적인 청각소실을 제외하면, 유전적 구조, 분열형성격장애(schizotypal personality disorder), 폐경 및 호르몬 변화, 사회적 고립 등의 요소가 추후 편집분열증(paraphrenia)에 영향을 미치기도 한다.

DSM-Ⅳ는 편집증에 연관된 청신경의 손상에 대해 언급하고 있으나 이를 뒷받침해주는 연구는 거의 없다. 그리고 일부 학자는 선천적인 청각소실과 아동에게서 나타나는 정신증상 사이에 있는 연관성을 발견했다. 비록 이런 연관성이 의미하는 바는 아직 분명치 않으나 뭔가 발견해야할 것이 존재하고 있음을 시사한다.

신체증상

환자는 청각소실로 의사소통에 어려움을 겪는다. 청각은 보청기로 교정될 수도 있고 그렇지 못할 수도 있다.

정신증상

편집증을 지닌 청각장애 환자는 더 젊은 조현병 환자와 비교해, 환각은 더 다양하고(환청 제외) 정서는 덜 무디며 피해망상은 더 심하다. 그들은 정형화된 사고장애(옆길로 새는 생각이나 비논리적인 말)를 보이지는 않으나 더 젊은 조현병 환자와는 확연히 다른 증상을 보여 일부 학자는 이 늦게 발병하는 정신병을 완전히 다른 장애라고 단언하기도 한다.

그리 명확하지는 않지만, 선천적으로 듣지 못하는 아이들이 사회공포증과 심지어 강박장애 같은 불안장애로 진단받기가 더 쉽다는 주장도 있다. 그러나 청력을 상실한 아이들에게서 기분장애나 품행장애가 더 빈번히 나타나는 것으로는 보이지 않는다.

평가

청력검사.

예후

늦게 발병하는 정신병을 지닌 환자는 조현병 환자에 비해 항정신성 약물 치료에 더 잘 반응하는 경향이 있다는 연구결과도 있다.

당뇨병 (Diabetes Mellitus)

발생빈도	발병 연령	성 별	의 뢰
흔함	이중 최빈치	거의 같음	내분비내과전문의
정 체	인슐린 저항성이 고혈당을 야기한다.		
신체증상	공복감 및 갈증이 커짐, 배뇨 증가, 체중 감소, 동맥경화(arteriosclerosis)		
정신증상	공황발작, 우울증, 섬망		

　당뇨병은 고대 이집트인과 그리스인들에게도 알려진 질환이다. 그러나 췌장에서 생산되는 물질의 결핍이 원인이라고 밝혀진 것은 약 100년 전에 불과하다. 그리고 1921년까지는, 이 흔하고 일단 걸리면 치명적인 장애의 효과적인 치료법이 없었다.

　인슐린은 췌장 전역에 산재하는 랑게르한스섬(the islets of Langerhans)이라 불리는 내분비선에서 만들어진다. 포도당을 혈류로부터 신체의 세포로 보내려면 인슐린이 필요하다. 만일 인슐린이 결핍되거나 부적절한 곳에 나타나면 당이 핏속에서 증가하게 되고 신장을 통해 결국 배출된다. 그 결과 몸은 늘 에너지원에 굶주리게 되고 소변에는 당이 포함되는 것이다(diabetes mellitus는 '통과하여 흐르는 꿀'을 의미한다).

　이 질환의 심각한 형태인 인슐린의존성당뇨병(IDDM)에는 전체 당뇨환자 중 25%가 해당된다. 전형적으로 청소년기와 초기 성인기에 시작되는 IDDM은 염증에 대한 반응으로 췌장이, 어떤 강한 유전적 요인으로 인해, 자신의 세포들이 일으키는 자가면역적 파괴에 취약해지는 질환이다. 환자의 비율은 남녀 거의 비슷하다. 이보다는 드물지만 노인들은 만성적 알코올 중독이나 다른 원인들로 인한 합병증으로 IDDM을 나타내기도 한다.

인슐린비의존성당뇨병(NIDDM)은 좀 더 나이든 성인이 걸리는, 덜 심각한 질환이다. 이 또한 유전성이며 비만인 사람에게 더 잘 나타나는 경향이 있으나 정확한 이유는 밝혀지지 않았다. 당뇨병의 두 유형은 합쳐서 전체 인구의 1%에 영향을 미치고 있고 모든 내분비질환 중에서 가장 흔하다.

신체증상

제어되지 않는 당뇨병에 걸리면, 신장은 혈액에서 과도한 당을 제거하는 데 혹사당한다. 환자는 많은 양의 소변을 배출하고 따라서 갈증을 느낀다. 에너지원인 포도당이 너무 많이 없어져서 식욕 또한 증가한다. 갈증, 식사량 증가, 과도한 소변 배출이라는 세 가지 고전적인 초기 증상 외에 환자의 체중도 감소한다. 말초신경이 손상돼 다리나 발에서 타는 듯한 통증(paresthesias; 지각이상)을 느끼기도 한다. 가끔 발기부전을 호소하는 남성들도 있다. 몇 년이 지나면 결국 실명, 신부전, 신장 손상, 사지의 가는 혈관들의 폐색 같은, 신체 절단으로 이어질 수 있는 당뇨병에 의한 동맥경화가 생긴다.

정신증상

다수의 당뇨 환자—대략 3분의 2—는 정신증상도 가지고 있다. 그중 가장 많은 것이 우울증과 불안장애이다. 일단 당뇨 환자가 치료에 들어가면 정신증상을 초래할 만큼 일시적으로 높은 혈당 수준을 보이는 경우는 많지 않다. 그러나 정신증상은 인슐린을 과다 주입했을 때와 같은 저혈당(hypoglycemia)일 때 흔하다. 혈당 수준이 40 밑으로 내려가면 환자는 불안, 현기증, 빈맥, 어지럼증을 동반한 땀 흘림 등 공황장애와 비슷한 증상을 겪기도 한다. 허기, 복시나 흐린 시야 같은 신체증상을 경험하며 협응력을 상실하거나 분명히 말하는 게 힘들어지기도 한다. 어린이들에게는 발작이 생기는 경우가 있지만 성인에게는 드물다.

완전한 발기부전은 피할 수 있을지라도 남성들은 성적 관심 상실, 성적 흥분 및 쾌락의 감소를 경험하기도 한다. 젊은 당뇨 여성들은 간혹 매우 복잡한 당뇨 관리를 요하는 섭식장애[거식증(anorexia nervosa)과 폭식증(bulimia nervosa)]를 보이기도 한다. 고혈당이 계속되면 치매로 이어질 가능성도 있는 섬망을 야기할 수 있다.

평가

오래 전부터 실시된 당부하검사는 당뇨병을 과다 진단할 가능성이 있다. 심지어 피를 뽑는 것에 대해 환자가 갖는 불안이 이상한 결과를 만들기도 한다. 당뇨병으로 진단하려면 최소한 두 번의 반복된 검사를 통해 비정상적인 결과가 나와야 한다.

예후

인슐린 요법을 도입하기 전까지, 심각한 당뇨병은 몇 년 못 가 죽는다는 것을 의미했다. 이제 환자들은 약간의 불편은 겪지만 세심한 관리를 통해 자신의 수명을 누리게 되었다.

저혈당증에 대한 주의

인슐린이나, 당뇨를 제어하는 데 사용하는 경구투여 약물 외에도 저혈당을 일으키는 원인은 다양하다. 여기에는 심한 알코올 중독, 췌장 종양, 소화관의 일부를 제거하는 수술이 포함된다. 그러나 반응성저혈당(reactive hypoglycemia)의 진단에 관해서는 다년간 주요한 논쟁이 있어왔는데, 식사 후 몇 시간 내에 환자들이 앞서 언급한 증상 중 다수를 호소하고 있다는 것이다. 일부 환자에게는 그런 증상을 일으키는 어떤 생리학적 근거가 존재하고 있는 것 같지만, 유의적인 결과를 보여준 객관적 연구는 거의 없다. 반응성저혈당은 환자를 분류하는 방법에 대해 더 나은 아이디어를 갖고 있지 않은 몇몇 의사에게서 또 하나의 편의적 진단이 되고 있다.

간질 (Epilepsy)

발생빈도	발병 연령	성 별	의 뢰
흔함	30세 이전	거의 같음	신경전문의
정 체	뇌조직의 장애로 인한 발작		
신체증상	의식을 잃거나 혹은 잃지 않은 상황에서 발생하는 동시적인 근육수축		
정신증상	우울증, 자살, 편집성 정신병, 정신지체, 성격특질, 생활 문제		

　유명인사들에게 많이 보이는 심각한 질환에는 어떤 것이 있나? 〈유명인들의 병〉[6]이라는 문헌이 조사한 바에 따르면, 문헌 목록에 오른 380명의 역사적 인물 중 10%를 갓 넘는 사람들이 경련성 장애를 가지고 있었는데 그것은 결핵에 이어 두 번째로 많은 수였다. 고대인들(아리스토텔레스)에게 '넘어지는 병'이라 알려진 간질은 줄리어스 시저, 마호메트, 잔 다르크처럼 보통 사람과는 본질적으로 다른 유명한 사람들에게 속하는 것으로 여겨졌다. 문학이 골격을 갖추는 데는 표도르 도스토예프스키, 구스타브 플로베르, 바이런 경 그리고 에드워드 리어 등 이 질병을 지닌 작가들에 힘입은 바 컸다. 또 간질은 '왕들의 병'이라 불리는 혈우병보다 더 그 이름에 걸맞은 병이기도 한데, 프랑스의 루이 13세, 스페인의 카를로스 5세, 마케도니아의 알렉산더 대제, 러시아의 표트르 대제, 잉글랜드의 윌리엄 3세 등에게 영향을 미쳤다(고대 이집트의 아멘호테프 4세의 병이라는 주장도 있으나 그의 재위가 지금으로부터 약 3,400년 전이었으므로 근거는 부족하다).

　발작은 뇌의 뉴런들이 동시에 급속히 배출됨에 따라 비정상적인 사고나 행위를 하게 되는 증상이다. 이 광범위한 정의에 수많은 유형의 발작장애가 포함

---

6 1965년 Helen R. Potter, RN(공인등록 간호사—역주)가 미국 워싱턴 소재 카톨릭대학교에 석사학위 논문으로 제출

되지만 이 책에 언급할 만한 것은 대발작(grand mal)과 복합부분발작(complex partial seizures) 두 가지이다. 전체 인구의 1%가량이 간질을 지니고 있다.

신체증상

측두엽간질 즉 복합부분발작은 발작장애 중 가장 흔하다. 대개 영아기에 고열로 인해 발생하나 때때로 뇌의 외상, 저산소혈증, 혹은 바이러스 감염이 원인이 되기도 한다. 이런 발작은, 항상은 아니지만 보통 뇌의 측두엽에서 시작한다. 일반적으로 갑자기 일어나는데, 환자는 바닥에 넘어지거나 완전히 기절하지는 않고 의식 수준에 변화가 생기거나 기묘한 행위를 경험하곤 한다.

아주 흔하지는 않다 하더라도, 대발작이 일반인들에게 아마 가장 익숙할 것이다. 대발작은 전형적으로 어떤 전조(냄새, 소리, 기타 예고 감각)에 이어 시작되는데, 그 후 바로 의식을 잃고 넘어져 골격근의 강지간대 움직임(tonic-clonic motions)을 보이게 된다. 불수의적으로 혀를 깨물거나 방뇨 혹은 배변이 일어날 수도 있다. 환자는 이를 기억하지 못하며 그 뒤 몇 분 혹은 몇 시간을 졸린 것처럼 멍한 상태로 보낸다.

정신증상

우울장애는 간질환자의 반 정도에 영향을 줄 정도로 매우 흔하다. 그러나 이례적인 특징과 '기질적인' 증상 때문에 대부분의 환자는 주요우울장애로 인정받지 못한다. 전혀 없지는 않지만 조증은 드물다. 자살률은 전체 인구를 기준으로 한 경우보다 최소 다섯 배가 많은데 복합부분발작을 지닌 환자에게서 더 흔하다는 연구 결과도 있다.

간질환자들의 7%에게서 발견되는 정신병은 짧게 끝나기도 하고 오래 지속되기도 한다. 전자의 경우, 환각이나 섬망이 발작 중에 또는 발작과 발작 사이에 일어날 수도 있다(interictal psychosis; 간질발작 사이의 정신병). 긴장증, 무뎌진 정서와 무욕증(avolition) 같은 부적(負的) 증상을 비롯한 모든 유형의 정신병 증상이 보고되고 있다.

경련이 효과적으로 조절되면 통상적으로 정신병 증상이 완화된다. 그러나 편집성조현병(paranoid schizophrenia)과 놀랍도록 증상이 유사한 편집성 정신병(paranoid psychosis)은 복합부분발작이 처음 일어나고 대략 14년 후에 몇몇 환자에게서 나타나기 시작한다. [복합부분발작을 약자로 표기하지 않은 것은 CPS가 사이클 매초(cycles per second)와 만성편집형조현병(chronic paranoid schizophrenia)의 약자이기도 하기 때문이다.] 이런 경우 경련성장애를 적절히 치료한다 해도 편집성 증상은 일반적으로 완화되지 않는다.

1세기를 경과하는 동안 간질과 관련된 여러 정신증상이 많은 학자에 의해 보고되었다. 성적 흥미 상실과 정신지체 역시 보편적이며 동일한 발작의 원인(예를 들어 뇌성마비)으로부터 시작된다. 그러나 악화되는 치매를 앓는 경우는 매우 드물다.

성격장애는 많은 학자에 의해 보고되고 있다. 난감한 문제는, 잘 통제된 연구를 통해서도 간질환자만의 특별한 성격 유형을 전혀 밝혀내지 못하는 경우가 자주 있다는 것이다. 그런 연구들을 통해 완고함, 무뚝뚝함, 지나치게 포괄적인 사고, 철학적 혹은 종교적인 문제에 대한 뚜렷한 관심 등 일련의 성격 특질이 보편적인 것으로 나타났다. 성격장애보다 더 중요한 것은 환자가 그 때문에 일상생활에 문제를 겪는 경우가 흔하다는 것인데, 간질환자에 대한 사회적 낙인이 문제의 근원이 된다.

마지막으로 가성경련(pseudoseizures)의 발현에 주의해야 한다. 물론, 가성경련은 간질이 없는 환자에게 전환증상으로 나타날 수 있다. 그러나 정말 '기질적인'(DSM-IV 이전의 용어) 발작을 보이는 많은 환자에게도 뇌전도로는 인위적인─의식적이든 무의식적이든, 가짜인─ 것으로 보일 수 있는 어떤 경련이 일어난다. 이 현상의 이유는 개별 환자들의 성격과 생활환경을 고려함으로써 파악할 수 있을 것이다.

평가

뇌전도는 가장 폭넓게 사용되는 검사이다. 경련이 일어날 때 검사를 실시하면 대개 진단이 가능하다. 30세 이후에 발작장애를 나타내는 환자라면 종양과 같은, 기타 뇌 병리학적 원인을 특별히 주의 깊게 평가해야만 할 것이다.

예후

일부 사례에서, 간질은 자발적으로 진정된다. 심할 때에도 대부분의 환자는 항전간제로 효과적인 치료가 가능하다. 일부 환자는 경련이 시작되는 뇌의 촉발 영역을 제거하기 위한 수술을 필요로 한다. 의사가 환자에게서 진성이 아닌 꾸며진 것으로 추측되는 경련을 접할 때 환자는 간혹 곤경에 처한다.

섬유근육통 (Fibromyalgia)

발생빈도	발병 연령	성 별	의 뢰
본문 참조	25~45세	여성에게 더 많음	본문 참조
정 체	신체질환을 야기할 가능성이 있는 불명확한 증상군		
신체증상	근육통, 경직, 압통(tenderness)		
정신증상	만성피로, 우울증/기분부전장애(dysthymia), 불안		

만일 당신이 '더러운 바늘'(dirty needle; 정해진 주제에 걸맞지 않을 수도 있는, 논란의 여지가 있는 논문. 포괄적인 조사나 중요한 작업이 생략돼 있으며 보통 명예를 얻기 위한 목적을 지님—역주)과 같은 논란을 원치 않는다면 이 절은 건너뛰는 것이 더 좋다. 이 주제에 관해서는 분명하거나 전문가들이 동의하거나 신뢰할 수 있는 것은 실질적으로 아무것도 없다.

단지 지난 몇 년간만 확인돼왔던 섬유근육통은, 엄격한 기준을 적용한 한 연구에서 1만 3,000명이 넘는 사람 가운데 오직 한 명의 환자만이 발견될 수 있다고 보고된 바 있지만, 전체 인구의 5%에 이르는 사람들에게서 나타난다고 보는 연구도 있다. 어린이 환자도 있으나 주로 젊은 여성이 걸린다. 어떤 연구자는 비(非)REM 수면의 박탈과 관련이 있다고 주장하나, 아무도 그 원인을 모른다. 이전에는 섬유조직염(fibrositis)이라고 불렸지만 근육에는 염증이 생기지 않는다(사실 분명한 병리는 전혀 나타나지 않는다). 일부 학자는 이 장애가 환자들의 면역체계 이상에서 기인한다고 믿는다.

정신증상에 선행한다고도 하고 정신증상이 초래한다고도 하며 혹은 그것과는 특별한 연관이 없다고도 하는 등, 섬유근육통은 많은 학자 사이에서 논란이 있어왔다. 섬유근육통은 실제로 정신건강 전문가보다는 내과의사가 더 잘 이해할 수 있는 상태로 보이며, 그 점이 정신건강 전문가들을 망설이게 하는 이유다.

신체증상

그러나 섬유조직염이 신체적으로 분명하게 나타난다는 점에 대해서는 권위자들의 의견이 대체로 일치한다. 특히 자고 나서 느끼는 엉덩이, 어깨 그리고 몸통의 경직과 같은 일반적인 근육통과 극도로 고통에 민감해지는 현상이 여기에 포함된다. 그런 민감함은 두개저, 목의 밑 부분, 어깨 윗부분 등 모두 18곳을 포함해 몸의 여러 곳에 영향을 미칠 수 있다. 비록 현재 연구에서 정의된 바로는 환자가 그중 최소 11곳에서 고통을 느낄 것을 요구하고 있으나 많은 환자가 그렇지 못함에도 불구하고 어쨌든 임상 진단을 받고 있다. 비록 환자가 관절들이 부었다고 호소한다 해도, 이런 호소는 객관적인 측정에서 유효한 것으로 인정될 수 없다.

이 상태와 연관된 신체질환 중 두드러진 것에는 편두통, 과민성대장증후군(irritable bowel syndrome), 생리통(dysmenorrhea)이 있다.

정신증상

전부는 아니라 해도 많은 환자가 감정적 문제를 보고하고 있는데 그것은 신체증상 발병 이전에 나타날 수도 있고 그렇지 않을 수도 있다(과학은 여전히 여기, 사람들에게 다소 허점을 보인다). 이런 환자들은 잠을 자도 원기가 충전되지 않는다고 불평하며, 잠에서 깬 후에도 피곤함을 느낀다. 가장 보편적으로 보고되는 증상은 쉽게 피곤해진다는 것인데 섬유근육통과 만성피로증후군으로 고통 받는 사람은 증상 및 인구통계학적으로 상당히 중첩되는 것으로 나타난다.

보편적으로 연관되는 정신증상은 기분장애(주로 주요우울장애지만 기분부전장애도 있다.)이다. 어떤 환자는 짧은 기간 동안 기분이 고양되는데 경조증(hypomania)으로 진단 받지는 못할 수도 있다. 공황장애를 비롯한 불안장애 역시 보고된다. 정신운동적 업무 수행이 지체되고 주의가 산만해지며 기억에 결손이 생기는, 치매 혹은 섬망의 정도까지는 미치지 않는 인지결함이 소수의 연구에서 보고되고 있다. 환자는 수동적이 될 수도 있으며 의존적이거나 강박사고·강박행동(obsessive-compulsive) 성격 특질을 가질 수도 있다.

최소한 하나의 연구에서, 많은 환자가 신체화장애를 지니고 있는 것으로 밝혀졌다. 이는 발병 연령, 성별 분포, 특히 이 의문의 상태의 이해하기 어려운 본성과 맞닿아 있다.

평가

불행히도 그리고 다소 의문스럽게도, 콕 짚어 도움이 될 만한 진단검사는 아직 없다.

예후

예후에 대해서는 일치된 의견이 거의 없어 보인다. 한 연구에서 환자의 3분의 2가량이 치료 없이도 나아진 것으로 추적 결과 확인되었다. 그러나 어떤 환자에게는 몇 년 동안 증상 및 장애가 지속된다. 일부 의사는 기저에 있는 정신증상이 얼마나 잘 다뤄지느냐에 결과가 달려 있다고 주장하기도 한다.

두부외상 (Head Trauma)

발생빈도	발병 연령	성 별	의 뢰
흔함	15~24세	남성에게 더 많음	신경전문의
정 체	뇌의 비(非)관통 부상이 일시적이거나 영구적인 증상을 만들어낸다.		
신체증상	두통, 현기증, 피로, 마비, 후각 상실, 발작		
정신증상	기억 상실, 성격 변화, 섬망, 치매, 기분 변동(mood swings), 정신병		

기간을 어떻게 잡더라도 미국에서는 매년 약 200만 명이 두부외상을 경험하고 있다. (남자가 여자에 비해 두 배 정도 많다는 사실이 그리 놀랍지는 않다.) 사례 중 대부분은 그리 심각하지 않은데, 심각하다면 우리에게는 기증된 심장이나 각막이 넘쳐날 것이다. 환자의 거의 4분의 1이 입원을 권유 받는다고 해도, 오직 4%가량에게만 영구적인 결함이 나타난다. 그러나 나머지 중 다수도 그 결과로 몇몇 종류의 정신문제를 갖는데 신체증상도 지닌 채인 경우가 흔하다.

이 절에서는 몇 종류의 두부 손상과 그 결과 생길 수 있는 문제를 논의할 것이나, 뇌를 관통하지 않은 폐쇄성 뇌손상으로 범위를 한정하려고 한다. 두개골이 손상된 부상에는 훨씬 더 참혹한 결과가 나올 가능성이 분명히 높다. 그리고 이 책에서 보고된 수많은 상태와 달리, 뇌외상이 매혹적이고도 두려운 이유는 우리 중 누구에게라도 언제든지 발생할 수 있다는 점 때문이다.

뇌 조직 손상의 본질과 정도를 기준으로 뇌손상을 기술하는 데 수많은 방법이 가능할 수 있다. 그러나 어떤 증후군은 거의 모든 사람들이 그중 하나로 고생한 사람을 알고 있을 정도로 극히 보편적이다. 기술할 증상군이 다수 존재하기 때문에 통상적인 구성과는 다른 방식으로 서술하겠다.

뇌진탕(Concussion)

머리를 강타 당한 순간 갑작스럽고도 짧게 의식을 잃는 증상이다. 환자는 현기증을 느끼고 잠깐 동안 자극에 반응을 보이지 않는다. 그리고 거의 대부분 부상 직전 얼마간에 대해 기억상실증[역행성 기억상실증(retrograde amnesia)이라 불리는]을 겪는다. 이 기억 상실은 몇 분에서 며칠, 혹은 몇 주 동안 지속될 수도 있다. 심하지 않은 경우 기억상실증은 하루를 넘지 않는다. 부상이 심할수록 기억이 상실된 기간도 길어진다. 전혀 없지는 않지만, 부상 후의 기억이 영향을 받는 경우는 드물다. 이 유형을 순행성 기억상실증(anterograde amnesia)이라고 한다. 보통 뇌 조직의 병리적 변화는 없으며 진단에 도움이 되는 검사는 없다. 두통이 한동안 지속될 수 있지만 완전히 회복될 가능성은 매우 높다.

뇌진탕후증후군(Postconcussion Syndrome)

뇌진탕 환자 대부분이 빠르게 회복하기는 하지만, 기간이 가변적인 피로, 현기증, 기억손상, 집중력 저하를 다수가 경험한다. 두개골의 앞쪽이나 두개저 부분에 통상적으로 긴장성두통과 유사한 두통이 있다. 환자는 간혹 수면 문제나 성적 흥미 상실 등을 호소한다. 이러한 증상은 보통 손상이 있고나서 바로 시작되며 8주나 10주 정도 지속된다. 그러나 몇 년간 증상이 계속되는 환자에 대한 보고도 많다.

환자(혹은 가족)는 무감정과 자발성의 결여 같은 성격 변화를 느낄 수도 있다. 우울증, 불안, 흥분은 또 다른 검증 각인이다. 환자가 부상 이전에 이미 이혼, 실직 같은 사회적 문제를 안고 있었다면 뇌진탕후증후군이 나타날 가능성이 더 높다고 주장하는 최근의 연구도 있다.

좌상(Contusion)

좌상이라는 용어는 단순히 부드러운 조직을 가진 부위에 타박상이 있음을 의미한다. 타박상은 일반적으로 타격을 받은 지점 바로 아래 혹은 가격 당한 두개골의 반대편 중 한 곳에서 나타난다. 후자를 반충손상(contrecoup)이라 하는데, 뇌가 타격을 받아 반대쪽으로 움직이면서 실제로는 두개골의 다른 측면에 충격을 줄 때 나타난다. 어느 경우에나 의식 상실이 있게 된다.

좌상은 뇌진탕보다 더 심해서 작은 출혈 부위가 약간의 조직 파괴와 더불어 타박상 지점에 생긴다. 지속되는 심한 두통에서부터 마비나 혼수상태에까지 이르는 신체증상 역시 더 심할 수 있다. 전두엽 밑 부분 노출된 위치에 있는 후삭(olfactory tracts)의 손상도 간혹 있다. 이 경우 환자는 냄새 맡는 능력을 상실한다. 맛은 거의 대부분 후각의 책임이므로 환자는 더 이상 음식에서 맛이 느껴지지 않는다는 호소도 하게 된다.

기억상실증에 덧붙여 특히 성격 변화도 나타나기 쉬운데, 이것은 어떤 다른 심한 두부 손상에서도 발견될 수 있는 동일한 종류의 증후군이다. 뇌손상은 종류에 관계없이 환자가 이전에 갖고 있던 성격을 더 두드러지게 하지만 과묵함과 공격성이라는 두 가지 중요 증후군이 확인되고 있다.

전두엽이 손상되면 특히 동기를 상실하고 에너지 수준이 저하되면서 조용하거나 과묵한 품행을 보일 가능성이 높다. 의지력 결여(abulia; 의지력 혹은 의사 결정 능력의 상실)가 나타나기도 한다. 일부 환자는 자신에게 손상이 있다는 사실조차 인식하지 못할 수도 있다(anosognosia; 질병불각증). 전두엽이 손상된 다른 환자는 이전에는 지니고 있었던 억제력을 잃어 충동적이고 흥분을 잘 하는 사람이 되기도 한다. 그들은 주어진 일에 집중하지 못하고, 부적절한 사회적 행동으로 친척이나 친구들을 당황하게 할 수도 있다.

측두엽 손상은 병리적으로 공격적인 성향에 불을 붙일 수 있다. 감정적으로 불안정한 환자는 쉽게 통제에서 벗어나 심지어 격노 속에서 폭발하기도 한다. 측두엽 환자가 때때로 드러내는 다른 특징에는 건강염려증(hypochondriasis)에까지 이를 수 있는 신체증상에 대한 집착이 포함된다.

성격 변화 이외에 많은 정신증상이 좌상의 결과로 나타날 수 있다. 가장 보편적인 것은 아마 우울증일 것이다. 비록 그 증상이 내인성우울증(예: 주요 우울장애 혹은 양극성 I 장애, 가장 최근의 우울 에피소드) 환자의 그것과 똑같다하더라도 상대적으로 짧은(길어야 두 달) 이차성 조증(secondary manias) 역시 거의 10%의 환자에게서 보고되고 있다. 상대적으로 심하지 않은 뇌손상 이후에 정신병이 보고되는 경우도 있다.

기타 뇌손상증후군(Other Brain Injury Syndromes)

손상의 정도와는 무관하게 섬망이 자주 나타난다. 주의를 유지하고 정보를 처리하는 데 존재하는 어려움이 통상적으로는 비교적 짧게 지속된다 해도, 어떤 환자는 더 심한 증상을 보여 결국 치매로 진단되기도 한다. 물론 원래의 뇌손상이 클수록 예상 가능한 정신적 결과는 더 광범위할 것이다. 그러나 뇌 깊은 곳의 융합성 좌상은 마비나 혼수상태로 이어지므로 정신건강 전문가가 최초 진단을 내릴 일이 거의 없다.

다음은 폐쇄성 뇌외상의 영향을 기술하는 몇 개의 다른 용어들이다.

경막하혈종(Subdural Hematoma)

이는 주로 심한 두부 손상 때 나타나는데, 뇌의 표면과 경뇌막(dura mater)이라고 하는 뇌의 질기고 막으로 이루어진 외피 사이에 엄청난 피가 고여 생긴다. 작은 경막하혈종은 아무런 증상이 없을 수도 있지만 큰 것들은 뇌 조직이 정상적으로 점유하고 있는 공간을 축소시키며 증상을 만들어낸다. 급성으로 나타나는 결과로 편두통을 동반한 졸음이 있고 같은 쪽 동공이 확장되기도 한다. 혼수상태도 흔하다.

일부 환자는 손상 후 몇 주나 몇 달이 지나서 만성경막하혈종 증상을 보인다(이런 환자의 4분의 1에게는 두부 손상의 병력이 전혀 없다). 두통이 특징인데 그 정도와 위치가 매우 가변적이다. 몸 한쪽의 발작과 경도마비(paresis; 부분마비) 역시 생길 수 있다. 정신적으로, 이런 환자는 지남력 상실, 부주의, 졸음, 섬망을 시사하는 사고 지체를 경험하기도 한다. 좌상에서 보이는 어느 정도의 성격 변화 역시 일어날 수 있다.

경막외혈종(Epidural Hematoma)

경뇌막과 두개골 사이에 피가 고이는 것이다. 경막하혈종에 비해 정신적인 변화가 빠르게 생기고, 혼수상태가 시작되기 전에 정상적으로 보이는 시기가 있을 수 있다.

평가

경막외혈종의 경우 두개골 엑스레이는 통상적으로 골절을 보여준다. CT스캔이나 MRI가 좌상 혹은 경막하혈종을 시각화하기 위해 필요할 수도 있으나 좌상에서는 뇌병리학적 증거를 발견하지 못한다.

예후

예후는 극단적으로 가변적이다. 일부 환자는 뇌진탕후증후군으로 일정치 않은 기간 동안 불편함을 겪지만, 대부분의 뇌진탕 환자에게 영구적인 영향은 없다. 일부 환자가 뇌진탕후증후군으로 만성적인 장애를 겪는 것으로 보고되고 있다. 인지적인 문제에 더해, 성격 변화를 겪은 사람들은 약물을 남용하고 부적절하게 공격성을 드러내며 성적인 충동을 자제하지 않고 표현하는 등의 문제를 일으키기도 한다. 좌상의 결과는 환자의 나이뿐만 아니라 손상 부위 및 정도에 따라 다르다. 알려진 바에 따르면, 아주 어린 아이들과 노인들이 상대적으로 경과가 안 좋다고 하지만, 어린이들은 뇌의 가소성(可塑性) 덕분에 완전하게 회복될 가능성이 아주 높다.

헤르페스뇌염 (Herpes Encephalitis)

발생빈도	발병 연령	성 별	의 뢰
흔하지 않음	아동기와 중년	여성에게 약간 더 많음	감염내과전문의
정 체	헤르페스 바이러스에 의한 뇌 감염		
신체증상	고열, 두통, 경부경직, 구토, 국소 신경학적 증상		
정신증상	기억장애, 불안, 정신병		

 사람이 뇌 감염을 겪을 경우의 수는 끝없는 정도는 아니나 많은 것은 확실하다. 그러나 이들 모두를 주요 범주 몇 개로 묶을 수 있다. 이 책의 적어도 한 절은 각각의 예를 설명한다.

- **서서히 진행하는 바이러스:** AIDS(p. 60)
- **급성바이러스성뇌염(Acute viral encephalitis):** 헤르페스(p. 119)
- **만성세균성감염(Chronic bacterial infections):** 매독(p. 216), 라임병(p. 152)
- **프리온(Prions):** 크로이츠펠트-야콥병(p. 197)
- **균류(Fungi):** 크립토코커스증(p. 97)
- **기생충**(미국에서는 매우 드물어 여기서는 다루지 않음)

 급성바이러스성뇌염의 원인 중 매년 100만 명 당 두세 명 정도에게 영향을 주는 헤르페스가 가장 흔할 것이다. 보다 경미한 행동 장애와 정신적 이상이 유행성이하선염 같은 뇌염의 다른 원인과 함께 나타날 수 있다. 전체 인구에 걸친 사례 분포에서 최빈치는 5세에서 30세 사이와 50세 이상 두 곳에서 나오는 형태이다.

신체증상

보통 신속히 발병하며 갑작스런 고열, 두통(때로는 발작)이 그 전조로 나타나기도 한다. 아스피린에 잘못 반응하면 체온이 38℃에서 40℃ 사이를 맴돈다. 뇌수막염(meningitis)의 신호(경부경직, 구토)도 자주 나타난다. 국소 신경학적 징후에는 반신마비(hemiparesis), 사물 인식능력의 결여(실인증), 둔부나 회음부의 무감각이나 쑤심(지각이상)이 포함된다. 변비, 발기부전, 요폐(urinary retention)를 비롯한 다른 증상도 있다.

정신증상

초기에는 일을 정리하거나 사물의 이름을 대지 못하며 기억을 상실하는 등 인지변화가 눈에 띄기도 한다. 예를 들면, 어느 환자는 선별적으로 특정 식물의 이름을 기억하지 못할 수도 있고 일부 환자들은 정신병을 보인다. 다른 사람들은 과도한 음식 섭취 및 성적 관심, 물건을 검사하는 데 입을 사용하는 행위들이 결합된 희귀한 상태인 클뤼버-부시증후군(Klüver-Bucy syndrome)을 나타낸다. 뇌염 환자는 불안증상도 보인다. 드물지만 긴장증 증상을 보이는 경우도 있다.

평가

환자 대부분은 뇌파 이상을 보인다(분산되거나 밀집한 느린 뇌파, 뇌 측면에서 나타나는 날카로운 파동). 일단 장애가 한 주 혹은 그 이상 진행되면 CT 스캔에서도 이상이 나타날 수 있다. 그러나 치료에 필요한 결정적인 진단은 뇌 생검을 통해서만 가능할 수도 있다.

예후

현대적인 항바이러스 약물로 치료가 가능하긴 하지만, 3분의 2가량의 환자가 사망한다. 생존자 대부분은 심각한 잔존 증상을 갖게 된다. 특히 흔한 것이 치매, 실어증, 기억상실증이다. 간혹 회복 후 몇 달간 약해진 다리로 불편을 겪을 뿐인 환자도 있다.

호모시스틴뇨증 (Homocystinuria)

발생빈도	발병 연령	성 별	의 뢰
흔하지 않음	아동기	거의 같음	내분비내과전문의
정 체	선천적 대사 이상으로 호모시스테인과 메티오닌이 축적된다.		
신체증상	시력 손상, 비틀거리는 걸음걸이, 피부의 부스럼		
정신증상	정신 지체, 치매, 행동 문제		

인류는 언뜻 봐도 셀 수 없이 많은 대사 이상—어떤 화학물질이 다른 것으로 전환되는 방식에 존재하는 유전적 결함—으로 고통 받고 있다. 호모시스틴뇨증은 호모시스테인과 메티오닌이라는 두 개의 아미노산이 체액과 신체조직 안에 축적되도록 하는, 단백질 대사 작용에서의 이상이다(호모시스틴뇨증은 일곱 가지 개별적인 대사 작용 이상 모두에서 나타날 수 있는데 그 모두가 증상을 일으킬 수 있으며 자세한 진행 방식은 미래에 밝혀질 수 있을 것이다). 종류가 다양한 데 비해 흔하지는 않아서 전 세계적으로 20만 명 중 단지 한 명만이 호모시스틴뇨증을 가지고 있다. 아일랜드에 호모시스틴뇨증 환자가 다섯 배나 많은 이유는 에메랄드 섬의 풀리지 않는 수수께끼 중 하나다.

신체증상

호모시스틴뇨증은 일반적으로 초기에 명확히 정체를 드러낸다. 정확한 증상은 이 장애의 일곱 형태 중 어느 것을 환자가 물려받았는지에 달려있다. 환자 중 4분의 3이 넘는 사람들이 어렸을 때 녹내장과 수정체의 전위로 인한 시력 손상을 나타낸다. 볼 위 피부에 붉은 부스럼이 있고 모발은 부스러지기 쉬우며 숱이 적은 경우가 많다. 비틀거리는 걸음걸이가 눈에 띈다. 뇌, 심장, 신장

등에 영양을 공급하는 동맥에 혈전이 형성된다. 이런 조직의 전체적이거나 부분적인 괴사의 결과 증상(마비, 국소 증상)이 나타난다.

정신증상

일반적으로 환자의 반 이상이 비교적 가벼운 정신지체를 앓는다. 어떤 사람은 분명치 않은 행동 이상을 보인다. 다른 사람은 상대적으로 이른 시기에 치매에 걸린다. 긴장성증후군이 호모시스틴뇨증의 한 형태 안에서 발견되나 상당히 희귀하다.

평가

혈액이나 소변에 대한 특별한 화학검사로 높아진 아미노산 수준을 알 수 있다. 그러나 이런 검사는 엄밀히 말해 보편적인 것은 아니어서 의사들은 그 진단을 의심하고 있는 경우에만 검사를 의뢰한다.

예후

기타 많은 분야와 마찬가지로, 환자가 얼마나 좋아질지는 얼마나 빨리 치료가 시작되는가에 달렸다. 의사들은 조기 진단을 통해 어떤 아미노산의 섭취를 제한하거나 보충해야하는지 알게 된다. 아미노산 생산의 화학적 단계 중 하나를 촉진시키는 엽산(folate)으로 긴장증이 성공적으로 치료된 환자에 대한 보고가 있다. 그러나 여전히, 나이 서른에 혈관질환으로 사망하는 것이 환자 중 4분의 1가량의 운명이다.

헌팅턴병 (Huntington's Disease)

발생빈도	발병 연령	성 별	의 뢰
흔하지 않음	30대 후반	같음	신경전문의
정 체	치료법 없는 치명적인 유전성 신경질환		
신체증상	사지의 몸부림치는 움직임, 운동실조증, 분명치 않은 말		
정신증상	우울증, 정신병, 성격 변화(무감정, 탈억제), 치매		

나와 우리 부모 세대의 우상 중 한 명인 우디 거스리는 전설적인 기타 연주자이자 가수이며 작곡가였다. 우드로 윌슨의 이름을 딴 그는 1930년대에 오보에를 끼고 살았고 "Union Maid", "So Long, It's Been Good to Know Yuh" 같은 포크 클래식을 포함해 1,000개가 넘는 곡을 작곡했다. 가장 잘 알려진 곡 "This Land is Your Land"는 1960년대 시민권 운동에서 일종의 비공식적인 주제가로 간주되었다. 그러나 그의 생애 마지막 몇 년간 그는 전혀 연주를 하지 않았다. 헌팅턴병의 희생자로 뉴욕의 한 병원에 갇혀 지냈던 것이다. 그는 1967년에 그곳에서 55세의 나이로 사망했다.

이 질병은 몇 년 전만해도 헌팅턴무도병(Huntington's chorea)으로 불렸으나 이제는 헌팅턴병의 증상이 무도병의 신경과적 증후군을 구성하는 불수의적이며 목적 없고 몸부림치는 움직임을 수반하고 있다고 일반적으로 인식되고 있다. 헌팅턴병은 100%의 유전자 침투도를 보이는 상염색체의 우성 유전자로 유전된다. 이는 영향을 받은 어머니 혹은 아버지의 자녀는 유전될 확률이 50%이고 그렇게 된 누구에게라도—그리고 충분히 오래 산다면— 확실히 증상이 나타난다는 것을 의미한다. 이 유전자는 뇌 물질 깊숙이 묻혀있는, 물음표 비슷한 모양의 커다란 세포집단인 미상핵(caudate nucleus)의 퇴화를 불러온다.

이 질병은 약 10만 명 당 여덟 명 꼴로 나타난다. 모든 인종에게서 나타나지만 백인이 가장 많아 일본인의 열 배 정도가 된다. 초기 성인기(30대 후반까지)에 주로 발병하나 경우에 따라 아동기에 보고되기도 하는데 이런 경우 진행은 평소보다 더 빨라 6~8년 후 사망에 이른다.

최근 몇 년간 과학자들은 정상적인 유전자가 필요로 하는 것보다 더 많이 반복되어 온 4번 염색체의 DNA 뉴클레오티드 배열순서가 헌팅턴병의 유전적 기초라는 것을 알게 되었다. 이 질환의 유전학적 기대현상(더 심한 병, 즉 자녀가 질환이 있는 부모에 비해 더 이른 나이에 발병)의 원인은 세대를 거듭하는 동안 DNA 뉴클레오티드의 복제가 더 크게 일어나는 것일 수도 있다.

신체증상

이 무서운 질병의 첫 징후는 단순히 어색해 보이는 행동일 수도 있다. 환자는 평소보다 더 안절부절 못하거나 어깨를 약간 으쓱하는 것 같은 불수의적인 신체 동작을 경험한다. 처음에는 마치 어떤 목적을 가지고 몸을 움직인 것처럼 보이려 애쓰기도 하지만, 병이 거침없이 악화되면서 얼굴, 사지 그리고 몸통에서 갑작스럽고도 목적 없는 동작들이 나타난다. 말은 어눌해지고 뭔가를 삼키는 일도 힘들다. 손과 발이 뒤틀리면서 제멋대로 어딘가를 가리키는데 제어할 수가 없다. 걸음걸이는 간혹 춤추듯 별나게 활공하는 것처럼 보인다. 이러한 신체증상은 감정에 의해 악화되나 자는 동안에는 사라진다.

정신증상

일찍 발병할 경우 우울증은 흔하며 첫 번째 신체증상보다 먼저 나타나는 경우도 있다. 헌팅턴병 환자의 대략 반수가 어느 정도의 우울증을 앓고 있고 많은 사람이 간혹 멜랑콜리아나 섬망을 동반한 주요 우울 에피소드를 겪는다. (이때 적절한 진단명은 물론 헌팅턴병에 기인한 우울증이 될 것이다.) 소수의 환자는 초기에 섬망이나 환각(주로 환청)을 동반한 정신병증상을 보이기도 한다. 양극성 기분장애 에피소드와 매우 유사한 조증 에피소드가 드물게 나타난다.

일반적으로 두 형태 중 하나로 나타나는 성격 변화는 또 다른 초기 정신증상이다. 어떤 환자는 무감정해지고 일상적인 사회생활로부터 철수하며, 몸단장이나 개인위생 관리를 무시하게 된다. 다른 환자는 탈억제적이 된다. 그래서 예측 불가능하게 들쭉날쭉 하는, 이유 없는 분노나 성마른 기분 상태로 언어적·신체적으로 상대방을 몰아세우는 행동을 하곤 한다. 어떤 의사는 헌팅턴병을 정의하는 특징의 하나로 성격 변화를 꼽는다.

그러나 가장 전형적인 정신증상은 치매이다. 거의 모든 헌팅턴병 환자는 결국 치매에 걸리는데, 일부 환자에게는 병의 초기 단계에서 인지기능 저하가 시작된다. 이런 환자는 오래 전에 익혔던 정보를 기억해내지 못하거나 어떤 문제의 전반적인 해법을 생각하는 것이 어려워졌음을 처음으로 알아챌 수도 있다. 인지능력은 운동장애가 악화되면서 더 저하된다. 정신병이 잇따라 생길 수도 있다. 병이 나중 단계로 진행되면 모든 환자의 약 3분의 1이 정신병적 특징을 가지게 된다.

평가

전형적인 증상과 가족력을 지닌 환자에게 추가적인 평가는 거의 필요하지 않다. 유전자 검사는 초기증상을 보이는 일부 환자나 가족력을 확보할 수 없는 경우(예: 부모가 증상이 나타나기 전 이른 나이에 사망)에 유용하다.

예후

아주 드문 경우에만, 말도 못하며 심지어 친구나 가족도 못 알아보고 누워만 있게 되는 치매 상태를 피할 수 있게 된다. 환자의 6%가량은 자살하나 대개는 도중에 감염이나 음식에 의한 질식 등의 이유로 사망하게 된다. 환자의 아이들 중 50%가 병에 관련된 유전자를 물려받는데, 이들은 병에 걸렸는지 확인하기 위한 검사를 받을 수 있다. 집행을 취소해준 신의 가호로 자신과 자신의 아이 모두 다시는 헌팅턴병을 걱정할 필요가 없음을 알게 되기도 하지만 나머지 반에게는 참혹한 소식이 기다린다. 많은 사람들이 이 검사를 아예 받지 않기로 한다는 사실이 그리 놀랍지 않다.

부갑상선기능항진증 (Hyperparathyroidism)

발생빈도	발병 연령	성 별	의 뢰
빈번(특히 노년에)	초기 성인기에서 노년	여성에게 더 많음	내분비내과전문의
정 체	부갑상선의 과도한 활동으로 혈청 내 칼슘이 증가한다.		
신체증상	무력감, 피로, 식욕부진, 구역질, 구토, 변비, 갈증, 복부 통증 및 근육통		
정신증상	우울증, 정신병, 성격 변화(무감정, 탈억제), 치매		

부갑상선은 연필에 달린 지우개보다 다소 작은 네 개의 내분비샘으로 갑상선 뒤, 목 양쪽에 한 쌍씩 위치하고 있다. 칼슘의 양을 조절하는 것이 부갑상선의 역할이다. 1,000명의 성인 중 한 명 정도에게 부갑상선의 활동이 지나쳐 혈청 칼슘이 증가하는 현상이 발생한다. 이 상태를 부갑상선기능항진증이라 한다. 오늘날 부갑상선기능항진증은 자각증상이 없는 경우가 흔한데 이는 미국 및 서방 국가에서 혈액에 대한 화학적 선별 검사를 상례적으로 실시하기 때문이다. 이 같은 질환은 증상이 나타나기 전에 진단된다.

약 80%의 환자는 부갑상선의 양성 종양(adenoma; 선종)이 원인이며 20~40대에서 정점을 이룬다. 확인되지 않은 사례를 고려하면 전체 노인의 1% 정도가 걸리는 것으로 짐작된다. 여성이 남성에 비해 두 배 정도 많다.

신체증상

부갑상선기능항진증은 칼슘이 마땅히 있어야 할 곳(예: 뼈)에서 그것을 걸러내고, 있으면 안 되는 곳(예: 신장이나 방광)에 결석으로 축적시킨다. 초기증상에는 근무력, 피로, 식욕 상실, 구역질, 구토, 변비, 갈증, 복부 통증 및 근육통이 포함된다. 나중에는 후각 상실(anosmia)이나 스타킹 마비(stocking-glove anesthesia; 스타킹을 신는 부위가 무감각해지는 증상—역주)를 비롯한 감각 상실이 있을 수도 있다.

정신증상

부갑상선기능항진증은 보통 서서히 발병한다. 결국 환자의 반 이상에게서 정신증상이 나타나는데 특히 노인에게 많다. 경미한 증상으로는 주도성 상실이나 자발성 감소 같은 성격 변화를 들 수 있다. 후기의 정신증상은 무감정, 우울증, 불안, 흥분 그리고 간혹 자살사고 같은 기분장애를 닮기도 한다.

병이 악화되면서 환자에게는 정신활동이 지체된다는 주관적인 감각, 감정적 불안정, 집중력 저하, 최근 기억의 상실을 포함한 인지장애가 의심되는 증상이 생기기도 한다. 이는 흥분성 섬망의 특징이다. 어떤 환자는 피해망상이나 환청, 환시에 시달리며 심지어 긴장증 증상도 보이는 정신병으로 진행된다. 혈청 칼슘 수준이 더 높아지면 실신하거나 혼수상태에 빠질 수도 있다. 이런 증상에서 알 수 있듯이, 부갑상선기능항진증은 신체형장애, 기분장애, 조현병 혹은 인지장애로 오진될 수 있다.

인과론에 대한 특별한 주의

장기간 리튬 치료를 받아온 환자는 부갑상선기능항진증과 비슷한 증상을 보일 수 있다.

평가

혈청 칼슘과 부갑상선 호르몬을 측정한다.

예후

지나치게 활동적인 부갑상선을 외과적으로 제거함으로써 환자의 90~95%가 치료된다. 치료 후 심지어 노인 치매 환자마저 일상적인 생활을 영위하는 능력이 호전되기도 한다. 경미한 부갑상선기능항진증은 양성일 가능성이 높고 아무 증상 없이 몇 년간 혹은 평생 지속될 수도 있다(이런 경우 과연 이것이

병인지 의문이 생기게 된다).

고혈압성뇌증 (Hypertensive Encephalopathy)

발생빈도	발병 연령	성 별	의 뢰
빈번	40대	남성에게 더 많음	내과, 긴급히
정 체	고혈압이 뇌의 병리적 변화를 초래한다.		
신체증상	두통, 구역질, 구토, 발작, 마비, 시력 손상		
정신증상	섬망, 편집증		

미국 성인의 30%는 고혈압을 지니고 있는데 인구의 3분의 1이 과체중임을 고려할 때 놀라운 일은 아니다. 아무도 비만이 고혈압을 부추기는 이유를 충분히 이해하고 있지 못하나 그 영향은 뇌졸중과 심혈관계 질환으로 매우 명확하다. 대부분의 고혈압 환자에게 정신증상은 명확히 나타나지 않는다(잘 관리될 때조차도 고혈압 환자는 일반인에 비해 주의 및 기억 검사에서 좋지 못한 점수를 받는다는 연구가 있기는 하지만).

그러나 100명의 고혈압 환자 중 한 명 정도는 악성고혈압이라 알려진, 극히 심각한 상태가 된다. 혈압은 높아지고(심장이완기에 약 130mmHg) 그렇게 오랜 시간이 지나면 작은 혈전이 뇌 안에 자리를 잡아 고혈압성뇌증 증상이 나타나게 된다. 남성에게 더 많으며 40대 언저리의, 상대적으로 이른 나이에 시작된다. 백인에 비해 흑인이 악성고혈압에 좀 더 취약하다. 치료하지 않으면 신속히 사망하게 되므로 긴급한 의료 처치가 필수적이다.

신체증상

일반적으로 고혈압은 조용하다. 환자들의 절대 다수가 전혀 증상을 느끼지 못한다. 고혈압이 심해져서야 비로소 증상이 나타나는데 두통이 이에 포함된다.

두통은 고혈압의 가장 전형적인 증상으로 보통 후두부에 생기는데 망막 표면에서 출혈이 생겨 시야가 흐려지고 심하면 실명에 이르기도 한다. 다른 증상에는 현기증, 심계항진, 구역질 및 구토, 발작, 마비, 피로 그리고 간혹 발기부전이 포함된다.

정신증상

심해졌다 약해지기를 반복한다. 대체적으로 약한 섬망의 형태를 띠지만 실신이나 혼수상태로 진행되기도 한다. 환자는 정신적 지체를 느낄 수 있고 쉽게 혼란에 빠지며(지남력 상실) 최근의 기억을 떠올리지 못할 수도 있다. 편집성정신병이 간혹 보고된다.

평가

심한 고혈압을 확인하는 데 혈압계보다 효과적인 방법은 없다. 그러나 갈색세포종과 신장질환 같은, 치료 가능한 원인들을 배제하는 데 다양한 추가 검사가 요구될 수도 있다.

예후

신장과 심장에도 이상이 생기는 경우가 많은데 이는 가장 심각한 환자 가운데서 나타난다. 그러나 일단 혈압이 관리 가능한 상태가 되면 신체적·정신적 증상은 통상적으로 경감된다.

갑상선기능항진증 (Hyperthyroidism)

발생빈도	발병 연령	성 별	의 뢰
흔함	20~40세	여성에게 더 많음	내분비내과전문의
정 체	갑상선의 과도한 활동으로 지나치게 많은 갑상선 호르몬이 생산된다.		
신체증상	갑상선종, 돌출한 눈, 무력감, 심계항진, 허기, 체중 감소, 경련, 설사, 따뜻한 피부		
정신증상	우울증, 불안, 공황발작, 섬망, 정신병		

갑상선기능항진증은 정신과 의사에게 실로 중요한 질환이다. 그 이유는 이 질병이 흔하고(매년 1만 명의 여성 중 세 명에게 영향을 미친다.) 심각하며 다양한 주요 정신장애로 오진되지만 대부분의 경우 쉽게 치료가 가능하기 때문이다. 당신이 기질적 장애에 대해 잘 모른다 해도 이 질환에 대해서는 들어 봤을 것이라 생각한다!

갑상선기능항진증은 갑상선이 그 호르몬 중 하나이자 중추신경계를 포함한 모든 신체 조직에서 대사를 조절하는 티록신을 지나치게 많이 만들어내는 질환이다. 티록신이 과도하게 증가하면 대사율이 높아져 거의 모든 기관계에 영향을 미치게 된다(thyrotoxicosis; 갑상선중독증).

갑상선중독증을 동반한 그레이브스병은 갑상선기능항진증의 가장 일반적인 형태로, 사례의 거의 80%를 차지한다. 갑상선기능항진증의 또 다른 중요한 원인은 티록신의 과다한 처방인데, 갑상선기능부전 상태를 교정하기 위한 정도가 지나친 시도로, 또는 간혹 체중 감소를 위한 노력의 결과로 이런 문제가 발생한다.

갑상선기능항진증은 모든 연령에서 생길 수 있지만 20세에서 40세 사이에 시작되는 경우가 많다. 여성 환자가 남성에 비해 서너 배 정도 많다. 그레이브스병은 유전적인 것일 수도 있다.

신체증상

갑상선기능항진증의 가장 특징적이고도 명확한 외부 신호는 갑상선종으로, 갑상선이 비대해져 목 아랫부분의 측면이 부풀어 오른 것처럼 보이게 된다. 그리고 갑상선기능항진증 환자는 심장 박동이 빨라지고 심계항진을 호소한다. 식욕은 증가하지만 체중은 감소하는 경우가 많다. 땀을 매우 많이 흘리고 피부가 따뜻하며 가족들과 온도조절 장치를 놓고 전쟁을 벌일 정도로 너무 덥다고 고통스럽게 호소한다. 모발은 가늘어진다. 또 숨을 가쁘게 쉬고 배변이 잦으며 월경의 양이 감소할 수도 있다.

더 심하게 아픈 환자들은 눈에서 징후가 나타날 수 있는데 안구돌출증(exophthalmos), 뚫어지도록 보는 시선, 눈 깜빡거림의 감소, 안검지연(환자가 시선을 아래로 향할 때 위쪽 눈꺼풀이 따라 내려오는 데 시간이 걸리는 증상)이 포함된다. 관자놀이의 크고 평평한 근육이 쇠약해짐에 따라 머리 측면이 축 처져 보이기도 하고 대퇴부 근력이 약해지면서 심하게 아픈 환자는 계단 오르는 것이 힘들어 무력감을 호소하기도 한다. 심하면 정강이 위 피부가 짙게 변색되고 두터워져 오렌지 껍질처럼 보일 수도 있다. 손에 미세한 경련이 생기는 경우도 있다.

정신증상

젊은 환자는 특히 우울증과 초조함을 호소하고 기분이 급변하는 경우가 많다. 초조와 흥분으로 잠을 못 이뤄 오랫동안 피로를 느끼기도 한다. 간혹 격정성우울증으로 치료받기도 한다. 불안증상은 공황장애, 범불안장애, 혹은 사회공포증처럼 보일 수도 있다. 정도가 심해지면 깊은 동요와 정신병 증상을 동반한 섬망이 잇따를 수 있다.

노인 환자는 무감정 우울증에 더 가까운 경우가 많은데 주로 피로와 심장의 불규칙적인 박동을 호소한다.

평가

혈청 티록신(T4) 수준이 올라가며 갑상선자극호르몬은 감소하게 된다. 갑상선기능항진증의 정확한 원인 규명을 위해 통상적인 수준 이상의 검사가 필요한 경우도 있다.

예후

적절한 치료(주로 약물 치료나 방사선 요오드, 경우에 따라 수술)로 대부분의 환자는 완전히 회복된다. 치료하지 않으면 심근확장증과 심부전으로 이어질 수 있다.

부갑상선기능저하증 (Hypoparathyroidism)

발생빈도	발병 연령	성 별	의 뢰
흔하지 않음(본문 참조)	초기 성인	여성에게 더 많음	내분비내과전문의
정 체	부갑상선 호르몬의 부적절한 생산으로 혈청 칼슘이 감소한다.		
신체증상	무감각과 얼얼함, 발작, 안면 · 손 · 발의 경련		
정신증상	흥분, 우울증, 불안, 편집증적 사고, 섬망, 치매		

　　부갑상선기능저하증의 가장 큰 원인은 부갑상선기능항진증이다. 이는 외과 의사가 처한 딜레마의 결과다. 외과의사는 부갑상선종양 수술을 할 때, 조직 을 덜 제거하고 부갑상선기능항진증의 위험을 감수하는 것이 나은지, 아니면 더 많이 제거하고 제대로 기능하는 샘을 거의 안 남기는 위험을 감수하는 것 이 나은지 갈등한다. 물론 그 사이의 어딘가가 바람직하겠지만 가장 뛰어난 외과의사라 해도 항상 최선의 결과를 이끌어내지는 못한다. 이보다 드문 다 른 원인으로는 만성적 알코올 중독, 자가면역질환, 가성부갑상선기능저하증 (pseudohypoparathyroidism)이라는 용어로 불리는 갑상선호르몬에 대한 저 항이 있다.

　　이 장애에 대한 발병률 자료는 구하기가 매우 어려우나 대략적인 추정은 가 능하다. 대부분의 사례가 외과적임을 감안했을 때, 그중 2% 미만만이 부갑상 선기능저하증으로 밝혀진다. 그래서 이 상태의 발병률을 '흔하지 않음'이라는 범주에 넣었다. 갑상선기능항진증이나 부갑상선기능항진증 환자 대부분은 초 기 성인기의 여성이기 때문에 부갑상선기능저하증이 나타나기 쉬운 집단 역 시 그들이다.

신체증상

갑상선호르몬이 지나치게 적어 혈청 칼슘이 낮아지면(hypocalcemia; 저칼슘혈증) 신경과 근육 사이의 접합점이 과도하게 흥분한다. 입술, 손, 발이 얼얼하거나 무감각해지는 것이 초기증상이 될 수 있다. 통증이 더 심한 환자는 찡그리는 표정을 짓게 되거나 손목이나 발목에 경련이 일어나기도 한다. 결국에는 발작이 뒤따른다.

정신증상

부갑상선기능저하증 환자의 반 정도가 정신증상을 갖게 된다. 증상의 정도는 혈청 칼슘 수준이 감소하는 속도와 직접적인 비례관계를 보일 수도 있다.

많은 내분비 질환의 경우와 마찬가지로 상당히 다양한 감정적 증상이 있을 수 있다. 어떤 환자는 심하게 흥분하고 다른 환자는 우울 증상을 보인다(보고에 따르면 심한 주요 우울 에피소드에서 전형적인 죄책감을 표현하는 환자는 매우 드물다). 많은 환자가 빠른 감정 변화(감정적 불안정성)나 공포증, 강박증 등 불안증상을 보일 수 있다. 혈청 칼슘이 급속히 감소하면 편집증적 사고나 환청 혹은 환시 같은, 보다 심한 증상이 나타나기도 한다는 것을 몇몇 증거를 통해 알 수 있다. 환자는 초조해지거나 지남력을 상실하며 때로는 섬망을 보이기도 한다.

심한 인지장애는 혈청 칼슘 수준이 몇 달 이상 낮게 유지될 때 나타날 수 있다. 사고가 지체되고 기억력이 감퇴되며 결국 본격적인 치매로 사회로부터 철수하게 된다. 부갑상선기능저하증의 외과적 사례에서 임상의는 수술 후 며칠 또는 몇 주 동안 주의 깊게 환자를 관찰하지만 위와 같은 심각한 정신증상이 나타나는 경우는 많지 않다.

평가

선별 검사는 쉽다. 부갑상선호르몬의 경우와 마찬가지로 혈청 칼슘 수치가 낮을 것이다.

진단에 관한, 다소 주제를 벗어난 언급

부갑상선 환자는 기분장애, 불안장애, 정신병적 장애 등으로 오진되는 경우가 상당히 많다. 근육의 경련으로 나타나는 얼굴 찡그림이나 손목 혹은 발목이 비틀리는 현상[수족경련(carpopedal spasm)]이 전환증상으로 잘못 받아들여지기도 한다.

전환장애는 모든 신체적 진단(그리고 다른 신체형 진단)을 고려하고 배제한 후 '최후의 진단'으로 유보해야 하는, DSM-Ⅳ의 신체형 장애 가운데 하나다. 따라서 환자가 '전환증상'처럼 보이는 증상을 호소한다면 다른 신체화장애의 가능성을 주의 깊게 찾아야 한다. 만일 신체화장애를 증명할 수 없다면 신뢰도나 타당성이 높다고 전혀 증명된 바 없는 전환장애라는 용어를 사용하기보다는 '진단불가'라고 하는 편이 더 낫다.

예후

비타민D와 칼슘을 사용한 치료로 혈청 칼슘 수준이 정상으로 돌아오면 신체적·정신적 증상이 사라지게 된다. 그러나 지적 능력에 생긴 어느 정도의 결손은 오래 진행된 치매와 함께 지속될 수도 있다. 부갑상선절제후(postparathyroidectomy) 환자에게서 보이는 정신병적 증상은 주로 자발적으로 그리고 신속히 진정된다.

갑상선기능저하증 (Hypothyroidism)

발생빈도	발병 연령	성 별	의 뢰
흔함	50~60세	여성에게 더 많음	내분비내과전문의
정 체	갑상선의 호르몬이 감소해 신체 대사 과정이 더뎌진다.		
신체증상	느린 심장 박동, 건조한 피부, 탈모, 부종, 체중 증가, 추위를 못 견딤, 갑상선종		
정신증상	우울증, 자살사고, 정신활동 지연, 무감정 성격 변화, 치매		

갑상선기능저하증은 전체 인구의 1% 정도가 걸리는 상대적으로 흔한 병이다. 노인에게 좀 더 흔해서 그 인구의 2~4%에 영향을 준다. 그러나 임신부 식단에 요오드가 충분히 포함되지 않는다면 심지어 아기에게도 발병할 수 있다. 이때 치료가 이루어지지 않으면 결국 크레틴병(cretinism)이 생긴다.

크레틴병은 식수에 자연적으로 요오드가 충분히 함유되어 있지 않은 개발도상국과 일부 유럽의 산악지역에 있는 토종병이다. 최근에는, 거의 1,000만 명 정도의 어린이가 여러 단계의 정신지체를 보이며 자라고 있는 중국에서 그런 사례를 볼 수 있다. 이런 아이들은 전형적으로 키가 작고 사춘기가 늦다. 경미한 사례는 교사가 학생의 좋지 않은 학교 성적에 주의를 기울여야만 발견되기도 한다.

대부분의 서방 국가에서 갑상선기능저하증은 전형적으로 생애 후반에 시작된다. 남자보다 여자에게 세 배 정도 더 많다. 대부분의 환자에게서 증상은 너무 느리게 진행돼 의사는 물론이고 환자 본인, 친지들도 잘 알아차리지 못한다. 그러나 갑상선기능저하증은 흔하면서도 심각한 질환이므로 모든 정신과 의사는 이에 특별한 관심을 기울여야 한다.

정신과 환자의 경우는 리튬 치료가 갑상선기능저하증의 주요 원인이다.

신체증상

갑상선이 만드는 주요 호르몬인 티록신 수준이 낮아져 신체의 많은 기관계가 상당한 영향을 받을 수 있다. 피부가 건조해지고 모발이 약해지기도 한다. 간혹 각 눈썹의 바깥쪽 3분의 1에서 체모의 손실이 있다. 얼굴, 발, 손에 부종이 생길 수 있어 갑상선기능저하증을 점액수종(myxedema)이라고도 한다. 티록신을 만들기 위해 갑상선이 열심히 기능하느라 부피가 커지기도 한다(goiter; 갑상선종). 간혹 있는 일이지만 월경이 많아지는 경우 빈혈이 나타나기도 한다. 목소리가 가라앉거나 쉴 수도 있다.

갑상선기능저하증 환자는 모든 것이 느려지는 것처럼 보인다. 식욕은 떨어지나 대사기능도 같이 저하돼 체중은 증가한다. 심박수가 떨어지고 환자들은 변비를 호소한다. 추위를 고통스럽게 호소하고 심지어 아주 따뜻한 날에 스웨터를 입기도 한다. 신경반사(슬개골 바로 아래에 있는 힘줄을 가볍게 두드리면 확인할 수 있다.) 역시 느려진다.

정신증상

갑상선기능항진증에 비해 갑상선기능저하증 환자는 더 빈번하게 우울증을 호소하며 주요 우울증의 전형적인 신호와 증상을 나타낼 수 있다. 이들은 무감정하고 지친 느낌, 성에 대한 관심이 사라졌음을 호소한다. 어떤 환자는 자살사고를 갖게 된다. 기억력 감퇴를 호소하기도 하고 심지어 인지손상을 시사하는, 주의력 유지 시간의 단축과 사고 과정의 지체 같은 증상을 보일 수 있다. 흥분, 친구나 가족으로부터의 철수, 의심 같은 것들이 서서히 증가하는 데서 성격 변화가 드러날 수도 있다.

환각이나 망상이 뒤따르기도 하는데, '점액수종 광기'가 그것이다. 그러나 완전한 정신병은 흔한 합병증은 아니다. 갑상선기능저하증이 심해지거나 오래 지속되면 환자들은 마비를 경험하기도 한다. 갑상선기능저하증은 가역성 치매—일반적으로 치료될 수 있는—의 가장 흔한 원인이다.

발견 관련 특이 사항

이전에 종양이나 갑상선기능항진증을 이유로 갑상선 제거 시술(갑상선 제거를 위한 수술, 화학 요법, 아니면 티록신의 분비를 감소시키기 위한 조치)을 받았던 사람들은 갑상선기능저하증의 위험에 특히 노출되어 있다. 단서로서 환자의 목 전면 부근에 있는 '목걸이 흉터'를 살펴보라. 갑상선기능저하증은 특히 식수에 요오드 함유가 적은 지역—오하이오의 애크론이 그런 곳 중 하나다.—에서 많이 발생한다. 다행히 우리나라에는 최근의 중국처럼, 매우 심각하기는 하지만 치료는 가능한 이 질환이 일으키는 참화에 곤란을 겪고 있는 지역은 없다.

평가

갑상선기능항진증과는 정확히 반대로 혈청 티록신(T4) 수준이 떨어지고 갑상선자극호르몬이 증가한다. 갑상선기능저하증의 정확한 원인을 알기 위해서는 부가적인 검사가 필요할 수도 있다.

예후

갑상선 치환 요법은 단순하고 비용이 저렴하며 놀라우리만큼 치료 효과가 좋다. 그러나 오랜 기간 갑상선기능저하증을 앓았던 환자는 적절한 치료 후에도 인지 결손 영역을 완전히 회복하지 못할 수도 있다.

신부전 (Kidney Failure)

발생빈도	발병 연령	성 별	의 뢰
빈번	원인에 따라 다름	원인에 따라 다름	신장전문의
정 체	혈액에서 노폐물을 걸러내는 신장의 기능 상실		
신체증상	요약하기엔 너무 많다. 본문 참조		
정신증상	우울증		

급성(예: 신장 결석에 의한)일 때 신부전은 거의 증상이 없고 치료될 가능성도 있다. 그러나 만성신부전은 적절한 치료를 하더라도 거의 모든 기관계에 참혹한 피해를 끼칠 수 있을 만큼 파괴적이고 심각한 상태이다. 이 구석구석 침투하는 장애로 인해 심장, 폐, 피부, 골격, 뇌, 내분비선 모두가 파괴될 수 있다. 신부전이 심하면 요독증(uremia) 증상이 나타난다.

수십 년 전에는 사구체신염(glomerulonephritis)이라는 한 유형의 신장 감염이 신부전을 일으키는 주범이었다. 그러나 사구체신염은 진단 능력의 향상과 항생제 치료로 오래 전에 힘을 잃었고 이제는 당뇨병과 고혈압이 5,000명당 한 명가량 걸리는 신부전의 주원인이 되었다. 흑인이 백인에 비해 더 잘 걸린다.

다발성낭포신(polycystic kidneys) 같은 선천적인 장애에서부터 약의 독성에 의한 암에 이르기까지, 다양한 원인이 신부전을 일으킬 수 있다. 작가 잭 런던(1876~1916, 미국의 작가—역주)은 요오스(yaws)라는 감염성 질병을 치료하기 위해 황산구리, 요오드포름, 붕산, 과산화수소, 리졸 그리고 맛을 위해 약간의 라임 주스 등을 섞어 만든 약을 마셔 신장이 망가졌다는 이야기가 전한다.

신체증상

일반적으로 요독증이 생기면 소변으로 배출되는 대사 물질이 혈류 안에서 증가한다. 환자는 보통 신장 기능의 능력이 25% 미만이 되어서야 비로소 증상을 눈치 챈다. 신장 투석은 대부분의 증상에 효과적이나 자체적으로 어떠한 문제를 유발하게 된다(아래 내용 참조).

환자 대부분은 소변의 양이 줄어든다. 요독증이 끼치는 영향을 부분적으로 열거해 보면 다음과 같다.

- **피:** 빈혈(피로를 동반한), 지혈이 어려운 출혈
- **피부:** 창백함, 멍, 가려움
- **위장관:** 불편한 위, 식욕 상실, 구역질 및 구토, 장출혈(검고 거뭇한 대변을 만드는). 심한 환자에게는 숨 쉴 때 소변 냄새가 난다(uremic fetor; 요독성구취).
- **심장:** 울혈성심부전(발목부종), 고혈압, 폐부종(호흡곤란을 동반한)
- **골격:** 투석 시 특발 골절과 뼈의 통증
- **대사 및 내분비계:** 저체온증, 성장 지체, 월경이 없어짐, 성기능 상실(남성은 발기부전, 여성은 오르가즘 감소)
- **신경근계:** 무기력, 두통, 근육 흥분(경련과 딸꾹질), 하지 불안, 불안정한 걸음걸이, 심한 경우 발작. 신경근계 증상은 전형적으로 한 시간에서 다음 날까지 하루 동안 이어지기도 하는 등 편차가 심하다. 말초신경병증(peripheral neuropathy)은 당뇨병이나 알코올 중독에 기인한 신경장애와 구분이 힘들다. 여성보다는 남성에게 흔하다. 일찍 발병하면, 팔보다는 다리에 영향이 더 크다. 감각 양식이 운동 양식에 비해 더 큰 영향을 받는다. 말초신경병증은 마비로 진행될 수 있다. 다리를 흔들어야만 안정시킬 수 있는 막연한 불편감인 하지불안증후군 역시 꽤 흔하며 요독증을 동반한 거의 반수의 환자에게서 보인다. 고정자세불능증은 퍼덕거리는 듯한 특징을 보이는 경련이다. 환자들에게 두 손을 마치 "멈춰"라고 신호한 것처럼 앞으로 뻗어보라고 요구해보면 가장 잘 관찰할 수

있다. 손가락이나 손목에서 나타나는 퍼덕거리는 움직임은 길어야 30초 후면 바로 시작된다.

정신증상

정신증상은 요독성뇌병증(uremic encephalopathy)으로부터 파생된다. 체내 독성물질이 증가함에 따라, 환자들은 졸리고 주의력을 잃어간다. 섬망이 뒤따르며 환상이나 환각이 있을 수도 있다. 기억력과 판단력이 저하되기 시작하고 마비가 나타나기도 한다.

만성신부전의 정신증상 다수가 식욕 부진, 불면증, 무기력으로, 주요 우울 에피소드의 그것과 유사하다. 심지어 경미한 환자도 우울감을 갖는 경우가 있다. 신장 환자들의 자살은 전체 인구에 비해 확실히 더 많다.

신장 투석(renal dialysis)과 관련된 두 가지 다른 증후군이 있다. 투석불균형(dialysis disequilibrium)은 특히 처음 몇 번의 투석 중에 나타나고 혈중 요소 수준의 급속한 감소와 관계가 있다. 이 증후군에는 구역질, 구토, 두통, 졸음 그리고 때로 발작이 포함된다. 어떤 환자는 섬망을 경험한다. 이런 증상은 통상적으로 몇 시간 정도만 지속된다.

더욱 심한 것은 투석치매인데, 빈번한 투석을 몇 년간 계속한 뒤에 나타난다. 환자들은 말하는 데 곤란을 겪고 근육군의 경련 움직임[근육간대경련(myoclonus)], 발작, 치매를 경험하며 결국 죽음에 이른다. 최근 들어 학자들은 알루미늄 독성(투석액으로 인한)이 투석치매의 한 원인이라고 믿고 있다.

평가

다양한 실험실 검사로 신부전 유무와 정도를 파악할 수 있다. 이들 중 가장 단순한 것은 혈액요소성 질소(blood urea nitrogen; BUN)의 증가이다. 복부 엑스레이는 일반적으로 신장 크기가 작다는 사실을 보여준다.

예후

심한 신부전을 치료하지 않으면 급속히 사망에 이른다. 몇 년에 걸쳐 투석을 해온 환자는 생명을 기계에 의존하는 데서 오는 분명한 감정적 문제로 고통 받는다. 앞서 말한 합병증의 위협 역시 존재한다. 성공적인 신장 이식(사후 기증 혹은 생체 기증)으로 이런 증상 대부분을 치료할 수 있고 반복된 투석에서 환자를 구할 수 있다.

클라인펠터증후군 (Klinefelter's Syndrome)

발생빈도	발병 연령	성 별	의 뢰
빈번	태어날 때	모두 남자	내분비내과전문의
정 체	Y 하나 X 둘을 포함한 최소 47개의 염색체를 물려받은 남성		
신체증상	키가 크고 부적절하게 긴 다리, 작은 성기, 여성형 유방		
정신증상	경미한 정신지체, 범죄 행위, 우울증, 정신병		

임신기에 태아는 23쌍으로 이루어진 46개의 염색체를 물려받는다. 쌍을 이루는 염색체는 부모 각각으로부터 하나씩 온 것이다. 이 46개의 염색체 중 두 개는 성 염색체이다. 어머니로부터는 성염색체 X를 받고 아버지로부터는 성 염색체 X나 Y를 받는데, 전자의 경우는 딸이 되고 후자의 경우는 아들이 된다.

그러나 어떤 불운의 탓으로 Y 염색체 하나에 두 개의 X 염색체를 받아 태아의 염색체가 모두 47개가 된다면 어떻게 될까? 사람에게(모든 동물에게는 아니지만) Y 염색체는 남성성을 결정하므로 이 47개 염색체를 지닌 태아도 남자가 될 것이다. 이렇게 태어난 사람을 클라인펠터(이 상태를 처음으로 기술한 사람의 이름) 남성이라 하고 그들에게는 어떤 분명한 병리학적 이상이 나타난다.

많은 변형(예: XXXY)을 지닌 이 상태는 생각보다 흔하게 발생한다. 모든 유전자형을 감안해 봤을 때 500명의 남아 가운데 1명가량이 걸린다. 클라인펠터증후군은 다운증후군보다 조금 더 흔하다.

신체증상

어린 시절에는 또래 아이들과 그리 달라 보이지 않는다. 그러나 청소년기에 들어서면 키가 훌쩍 자라 대부분의 남성보다도 더 커지는데 상체에 비해 하체가 훨씬 길다. 아래팔의 두 뼈인 요골과 척골의 융합이 있을 수 있고 그 경우 아래팔을 돌리는 데 어려움이 있다.

클라인펠터 남성들은 고환이 작고 단단해 정상인에 비해 테스토스테론이 적게 분비된다. 그 결과 2차 성징은 나타나지 않는다. 남근이 작고 체모도 거의 없으며 불임으로 어려움을 겪는다. 팽창된 가슴(여성형 유방)을 가질 수도 있어 여성의 20%만 위험에 노출되어 있는 유방암에 걸릴 가능성이 매우 높아진다. 이런 남성은 비만이 되는 경향이 있고 비정상적으로 정맥이 부푼 경우가 많다. 어떤 환자는 당뇨병을 갖고 있으며 갑상선 이상이 있을 수 있다. 여드름이 심한 경우도 있다.

정신증상

우울증, 정신병, 성적 활동 감소 그리고 역설적으로 성도착 등을 포함한 기타 다양한 정신적 문제가 보고되고 있다. 방화(放火) 및 기타 공격적인 행위도 클라인펠터증후군 환자에게 보다 보편적이다.

환자에게 두 개 혹은 그 이상의 염색체가 추가로 있다면 정신증상은 비슷하거나 더 심할 수도 있다. 예를 들면, XXYY 환자는 경미한 정신지체의 경계선에 있을 수 있다. 재소자 중 과도한 범죄 행위와 지나치게 높은 비율(전체에 비해 재소자 중 클라인펠터증후군 환자의 비율이 월등히 높다는 의미─역주)이 XXYY와 XXXY 환자 가운데서 보고되고 있다.

평가

염색체 검사가 결정적이다.

예후

어떤 보고에서는 방화 및 기타 반사회적 행위를 포함한 클라인펠터증후군의 몇몇 영향을 테스토스테론으로 개선할 수도 있다고 한다. 심지어 치료 없이도 클라인펠터증후군 환자 중 다수가 그럭저럭 생산적인 삶을 영위하고 있음을 최소한 하나의 추적 연구가 보여주고 있다.

터너증후군 여성(Turner females)에 대한 특별한 주의

여자에게도 성염색체 이상이 생길 수 있으나 그에 대한 정신건강 전문가의 관심은 훨씬 낮다. 여아 2,000명 중 약 1명이 X 염색체를 하나만 가진 채 태어난다. 유전적으로는 'XO' 여성이다. 그들은 익상경(翼狀頸, webbed neck), 눈에 띄게 작은 키(5피트 미만), 작은 턱, 낮게 달린 귀 등 많은 신체적 결함을 지닌다. 외부 생식기는 정상처럼 보인다 해도 내부 성기관은 존재하지 않는다. 따라서 2차 성징도 월경도 나타나지 않아 아이를 가질 수 없다.

그러나 터너증후군 여성에게 정신 문제는 드물다. 공간 관계를 인식하고 숫자를 다루는 문제 같은 경미한 인지적 어려움이 아주 적은 연구에서 보이지만 정신지체나 치매 같은 심각한 인지장애는 없다. 그러나 불임이나 다소 남다른 인상 등을 고려해 봤을 때, 낮은 자존감과 외로움 같은 사회적 문제를 안고 있을 가능성이 있다.

간부전 (Liver Failure)

발생빈도	발병 연령	성 별	의 뢰
흔함	연령이 높을수록 증가	남자에게 더 많음	간전문의
정 체	간이 혈류 내 대사 물질을 제거하지 못함		
신체증상	황달, 무력감, 피로, 식욕부진, 손바닥 홍반, 거미혈관종, 쉽게 멍듦, 경련, 협동운동실조		
정신증상	흥분, 우울증, 섬망		

접시 위에 한가득 양파가 있을 때에야 비로소 간에 대해 좀 더 생각하게 된다. 간은 신체에서 가장 큰 내부 기관이고(피부가 더 무겁지만 외부에 있다!) 신장과 함께 피에서 독성 물질을 제거하는 매우 중요한 역할을 한다.

알코올중독은 간질환의 가장 흔한 원인이고 알코올성간질환은 미국에서 사망 원인 상위 5위 안에 드는 질병이다. 그러나 과도한 음주 외에도 간 질환에는 다른 이유들이 많다. 예를 들면, 오수에 오염된 조개류를 섭취하고 심한 고통을 겪는 사람의 얘기가 매년 들린다. B형간염으로 불리는 바이러스에 감염되면 사망하거나 만성간질환을 앓게 되는 경우가 자주 있다. 간부전의 다른 원인으로 윌슨병과 자가면역질환 같은 유전성 상태를 들 수 있다.

간질환이 심해지면 주로 간염과 간경변으로 진행된다. 간염은 주로 감염에 의해 간에 생기는 염증이나 일부 약물(예: 아세트아미노펜 같은 잘 알려진 진통제)이 원인이 되기도 한다. 간경변이란 단어는 '흉터'를 의미하며 간은 간질환이 오래 계속되면 상처를 입게 된다. 간염도 원인 중 하나지만, 대부분의 간경변은 장기간(다년간) 많은 양[매일 1파인트(0.47리터-역주) 이상]의 알코올 섭취로 생긴다. 간염과 간경변은 많은 증상이 유사하다.

사실 우리는 필요로 하는 것보다 훨씬 큰 간을 가지고 태어난다. 간은 자신이 가진 능력의 일부만 기능해도 주어진 임무를 적절히 수행할 수 있다. 그 때문에 그토록 많은 간경변 환자들에게 몇 년 동안이나 증상이 나타나지 않는 것이다. 심지어 만성적인 알코올 섭취로 간이 대부분 파괴된 환자조차 정신증상은 거의 나타나지 않는 경우도 많다. 그러나 훨씬 더 심각한 문제로 큰 위험에 처해 있는 그런 환자를 제대로 진단하는 것은 매우 중요하다.

신체증상

급성 바이러스성간염은 통상적으로 구역질, 식욕 부진 그리고 흡연자의 경우 담배연기에 대한 특유의 혐오감과 함께 갑작스럽게 시작된다. 많은 환자들은 복부 통증, 간의 압통(하부 우측 갈비뼈 아래)뿐만 아니라 고열 증상도 보인다. 간이 일을 못하면서 황달이 나타나고 환자의 대변 색깔은 거의 하얗게 변한다(통상적인 갈색은 배출된 빌리루빈 때문이다).

병이 만성이 되어 가면서 다른 증상도 나타난다. 여기에는 관절통, 무월경, 여드름, 체모의 증가, 비만, 쿠싱증후군이 있다. 게다가 환자 대부분에게 간경변에서 보이는 전형적인 피부증상이 나타날 수 있다.

간경변 환자는 손바닥이 붉어지는 증상(palmer erythema; 손바닥 홍반)이 전형적으로 나타내는데, 다섯 번째 손가락에서 손목에 이르는 두툼한 부분에서 가장 잘 관찰된다. 상체 윗부분과 얼굴, 상박에 있는 작은 혈관들이 늘어나 중심점으로부터 바큇살을 닮은 짧고 구부러진 형태로 밖으로 뻗어나간다(spider angiomas; 거미혈관종). 이 전형적인 외양은 한 동요의 개사에 영감을 주었는데, 병리학을 배우는 학생들이 세대를 거듭해 부르고 있다.

멋쟁이 머펫 양은 마음먹었다네, 불편하게 살기로
그리고 위스키와 진에 의지해 살기로.
그녀에게 나타난 빨간 손과 거미 한 마리
그것은 죄의 대가일지니.

간경변 환자는 쉽게 멍이 들기도 하고 영양실조가 계속되면서 쇠약해지고 피로를 느낀다. 남성은 체모가 없어지고 유방이 커진다(gynecomastia; 여성형 유방). 여성은 체모가 많아지고(hirsutism; 다모성조숙증) 월경 불순을 호소하기도 한다. 간경변이 진행되면서 간은 오래된 적혈구의 분해 산물인 빌리루빈을 제거할 수 없게 되어 특유의 황달이 나타난다.

담즙성간경변증(biliary cirrhosis)은 원인불명이나, 음주는 원인이 아니다(자가면역질환의 가능성이 제기되고 있다). 여성에게서 많이 발견되는 이 상태의 뚜렷한 초기 증상은 가려움증인데 초기에 손바닥과 발바닥으로 한정될 수 있지만 신체 여러 부위에 생기기도 한다.

일단 간성뇌증(hepatic encephalopathy)이 나타날 정도로 간질환이 많이 진행되면 경련과 협동운동실조가 발생하기도 한다. 환자가 호흡할 때 곰팡이 냄새가 난다(간성구취).

뇌증의 가장 특징적인(최소한 가장 고전적인) 신체증상은 마치 "멈춰."라고 할 때처럼 환자가 손바닥을 밖으로 향한 채 팔을 들어 올렸을 때 볼 수 있는, 퍼덕거리는 손동작이다. 이를 고정자세불능증이라 한다. 협동운동실조는 보행 곤란으로 이어지기도 한다. 신경과적 증상은 때에 따라 변화가 심하다.

정신증상

뇌증이 나타나는 지경에 이를 때까지 환자의 정신 상태에 관찰 가능한 변화가 없을 수도 있다. (전형적인 알코올 관련 치매와 섬망은 간질환 때문이라기보다는 뇌에 작용하는 독성이나 영양실조 같은 보다 직접적인 영향에 기인한다.) 그러나 일부 급성간염 환자는 일시적인 혼란이나 집중 곤란을 보이기도 한다. 만성간염에서 기분 저하와 피로는 우울성 질환을 시사하기도 한다.

간의 대부분이 파괴되면, 장으로부터 오는 피는 더 이상 간을 통해 흐르지 않게 된다. 이로 인해 암모니아 같은 독성물질이 장에서 뇌로 유입될 수 있다. 그때 만성간질환의 가장 보편적인 정신증상인 간성뇌증이 분명해진다.

뇌증은 보통 천천히 시작된다. 환자는 정신적으로 둔해지고 졸리며 하품을 자주 하면서 심지어 부적절하게 낮잠을 자기도 한다. 주의 집중에 문제가 생길 수 있고 섬망의 전형인 기타 사고장애의 증거를 보일 수도 있다. 기분 변화

(특히 흥분과 불안정한 정서) 역시 눈에 띌 수 있다. 더 나중 단계에서는 스스로 돌보는 것이 더욱 어려워지며 결국 마비와 심지어 혼수상태에까지 이른다.

평가

간 손상이 심해짐에 따라 간 효소 수치가 상승하고 빈혈이 생기기도 한다. 황달이 생긴 환자에게서 혈청 빌리루빈은 상승하고 대부분의 간성뇌증 환자는 혈청 암모니아 수준이 높아진다.

예후

조직은 별로 파괴되지 않으므로 간염은 일반적으로 간경변에 비해 덜 치명적이다. 그러나 너무도 흔하게 음주는 계속되어 간경변을 거쳐 결국 뇌증으로 이어진다.

정신증상은 일단 기저의 상태가 고쳐지면 없어져야 하나 그렇지 못한 경우가 흔하다. 대개 간염은 만성이 되고, 알코올 환자는 다시 술을 마시게 되기 때문이다. 치료를 통해 심지어 간성뇌증마저 호전될 수 있으나 일부 환자에게는 간 이식만이 유일한 희망이다.

라임병 (Lyme Disease)

발생빈도	발병 연령	성 별	의 뢰
빈번	모든 연령	거의 같음	내과전문의
정 체	작은 진드기에게 물려 옮겨지는 전염병		
신체증상	두통, 고열, 오한, 통증, 피로, 경부경직, 마비, 관절염		
정신증상	우울증, 정신병, 불안, 경미한 인지증상		

  엄밀히는 라임 보렐리오시스(Lyme borreliosis)라 알려진 라임병은 이 책에서 다룬 질병 중 가장 최근에 확인된 것이다. 그러나 희귀한 것과는 거리가 멀어 우리나라에서만 매년 1,000건 이상의 사례가 보고되고 있으며 많은 유럽 국가들에서도 풍토병으로 확인된다.

  1975년 이 질병이 발견된 코네티컷의 그림 같은 마을의 이름을 딴 라임병은 매독을 유발하는 것과 같은 과에 속하는 미생물에 의해 초래된다. 이 나선상균 보렐리아 부르그도르페리(*Borrelia burgdorferi*)는 지극히 작은 진드기가 옮기는데, 거의 모든 사람이 물린 사실조차 모른다. 이 진드기는 특히 위스콘신, 미네소타와 메릴랜드에서 매사추세츠에 이르는 북동지방 토종으로서 쥐와 사슴이 옮긴다. 등산하는 사람들, 캠핑하는 사람들, 기타 야외에서 생활하는 사람들이 특히 이 병의 위험에 노출돼 있어 대부분의 환자가 주로 여름 몇 달간 보고되는 것은 그리 놀라운 일이 아니다.

  보렐리아 부르그도르페리는 모든 연령에 그리고 남녀 모두에게 똑같이 영향을 주는 전염성 미생물이다.

신체증상

보렐리아 부르그도르페리는 복합배지(complex culture medium)에서 가장 잘 자라지만 사람의 몸속에서도 번성한다고 보는 연구들이 있다. 피부병변은 작고 빨간 점에서 시작해 더 크고 둥근 병변으로 커질 수 있다. [자라고 움직이는 성질 때문에 이 패턴은 유주성홍반(erythema migrans)이라 불린다.] 며칠 후 환자는 두통, 고열, 오한 그리고 한 근육이나 관절에서 다른 곳으로 옮겨가는 것 같은, 독감 비슷한 증상을 나타낸다. 이런 증상은 심해졌다 약해지기를 반복하는데 피로와 쇠약감은 지속되는 경향이 있다.

몇 주에서 몇 달 후, 적절한 치료를 받지 못한 환자 중 약 15%는 안면근육마비, 뇌수막염이나 뇌증 같은 신경과적 증상을 나타내게 된다. 소수의 환자는 심차단(heart block)을 보이는데, 자각증상은 없는 경우가 많지만 심계항진, 현기증, 그리고 의식 상실까지 일으킬 수 있다. 그 후에도 여전히 치료가 이루어지지 않으면, 환자의 과반수는 관절염이 최악에 이르렀을 때처럼 관절이 붓고 통증을 느끼게 된다.

정신증상

주요 우울 에피소드의 진단 기준에는 못 미칠 수도 있으나, 환자의 4분의 1에서 3분의 2 사이에서 우울증 증상이 나타나기도 한다. 확실히 라임병의 전형인 피로와 불면은 우울증을 의심하게 한다.

많은 환자는 기억에 약간의 장애를 보이고 정신적 유연성을 일정 부분 상실하는 등 경미한 뇌증을 나타낸다. 정신분열형이나 편집성 정신병을 시사하는 정신병 증상 또한 보고되고 있다. 일부 환자에게 나타나는 거식증 증상도 주목받고 있다.

평가

혈청 항체반응이 보렐리아 부르그도르페리에 나타나지만 위음성(false negatives)으로 나올 가능성도 있다. 라임병이 풍토병인 지역에 살거나 진드기에게 물린 경험 혹은 유주성홍반의 병력이 있는 사람 가운데 이례적인 정신증상을 가진 사람이라면 누구든 라임병을 의심해 보라.

예후

환자 대부분은 경구 항생제를 복용하는 것으로 완전히 회복하는데 이로써 정신병 및 우울증 증상 역시 제거될 수 있다. 그러나 모든 증상이 완전히 해소되려면 몇 달 혹은 그 이상이 걸리기도 하며 몇 주 동안의 항생제 치료가 필요할 수도 있다. 치료 없이 몇 달이나 몇 년이 경과하면 관절염은 만성이 되기도 한다. 진드기에 물린 지 24시간 안에 적절한 조치를 취하면 스피로헤타(특유의 나선 구조를 띤 가늘고 긴 형태의 미생물—역주)에 의한 감염을 예방할 수 있다.

메니에르증후군 (Ménière's Syndrome)

발생빈도	발병 연령	성 별	의 뢰
빈번	40~50세	남성에게 더 많음	신경전문의
정 체	원인불명의 신경과적 장애		
신체증상	구역질 및 구토를 동반한 현기증, 이명, 안구진탕증, 결과적인 청력 상실		
정신증상	불안, 공황발작, 집중력 저하, 우울증		

당신은 어렸을 때, 너무 어지러워서 거의 서있기 힘들 지경까지 스케이트를 타고 빙글빙글 돌며 경험한 멋지고 현기증 나는 느낌을 기억하는가? 메니에르 증후군은 스케이트를 신지 않았고 멋지지 않다는 점을 제외하면 그와 어느 정도 비슷하다. 환자는 이 이상한 신경과적 장애로 인해 때로 놀라우리만치 갑작스럽게 극심한 어지러움을 느낀다. 이명 현상이나 청력 상실도 생기지만 이런 증상은 나중에 온다.

메니에르증후군은 어린이에게는 잘 나타나지 않으며, 보통 40대가 되기 전까지는 환자들에게 거의 영향을 주지 않는다. 만 명 중 대략 한두 명이 진단받으며 여성에 비해 남성 환자가 두세 배가량 많다.

신체증상

인간을 포함한 모든 포유류의 균형기관은 내이와 밀접한 연관을 갖고 있다. 따라서 현기증 에피소드가 귓속이 울리는 것(tinnitus; 이명)과 관련이 있음은 놀라운 일이 아니다. 저음으로 '웅' 하고 울리는 이명은 현기증이 있는 동안에 악화되나 통상적으로 에피소드 사이에 지속된다. 몇 달, 몇 년간 지속되면 청력이 악화되어 청각을 상실하게 된다. 현기증은 단지 몇 분 혹은 길어야 몇 시간 계속되는 정도이다. 사례의 3분의 2에서 이명과 청력 상실은 따로따로 발생한다.

현기증 에피소드는 흔히 구역질, 구토, 다한을 동반한다. 안구진탕증(주로 앞뒤 방향이지만 때로는 위아래로 급격히 안구가 진동하는 것) 역시 그 에피소드 중에 나타난다. 극소수의 환자들은 실제로 의식을 잃는다. 치료받지 않으면 거의 매일 발생할 정도로 빈번해지기도 한다.

정신증상

질환이 경미하고 현기증이 조금 더 심하게 느껴질 때 환자들은 불안장애나 기분장애를 지닌 것으로 오진되기도 한다. 주요 우울장애와 양립할 수 있는 증상이 메니에르증후군을 지닌 환자에게서 보고되고 있으며 공황장애 역시 그러하다.

평가

메니에르증후군을 유발하는 원인은 아무도 모른다. 내이에 있는 균형 메커니즘의 한 부분이 부어오른 것이 오랫동안 의심 받았으나 증명되지 않은 채 남아있다. 이 책에서 논의된 모든 신체질환 중 거의 유일하게 유용한 검사가 존재하지 않는다. 진단은 임상 현장에서만 이루어진다. 그러나 메니에르증후군과 흡사한 청신경종양과 당뇨병성말초신경병증(diabetic neuropathy)을 배제하기 위한 엑스레이, 혈청 포도당 수치 검사는 중요하다.

예후

특별한 치료법은 없으며 증상이 심할 때는 집에서 충분한 휴식을 취하는 것이 가장 효과적이다. 몇 년간 발작이 계속되다가 거짓말처럼 낫는 경우도 간혹 있다.

폐경 (Menopause)

발생빈도	발병 연령	성 별	의 뢰
정상적	40~50대	여성	부인과전문의
정 체	40대나 50대의 여성에게 발생하는 호르몬 변화		
신체증상	안면홍조, 유방 축소, 질건조증		
정신증상	자극과민성, 우울증, 불면증, 불안, 건망증		

만일 대부분의 성인이 폐경에 대해 많이 생각하지 않는다고 한다면, 아마도 남자여서 그 과정을 거치지 않기 때문이거나 아니면 아직 폐경을 경험해보지 못한 50세 미만의 여자이기 때문일 것이다. 그러나 나는 그 심한 고통 속에 있는 여성들이 폐경을 얼마나 의식하는지 너무도 잘 알고 있다. 폐경은 중년의 여성이라면 누구나 맞이하는 삶의 과정이며, 그리 나이 들지 않았더라도 겪을 수 있다는 점—미국 여성 3분의 1이 여러 외과적인 수술로 인해 폐경에 이른다.—을 감안할 때 질병이라 보기 어려울 수 있다. 그러나 의학적 주의를 필요로 하는 증상을 빈번히 만들고 있다는 점에서 폐경은 모든 건강 전문가가 심각하게 받아들여야만 하는 생리학적인 상태라 할 수 있다.

신체증상

뼈의 칼슘이 부족해지면서 특히 엉덩이뼈와 척추 골절의 위험이 커진다. 유방의 크기가 작아지고 질건조증이 나타나면서 자아상(自我像)이 영향을 받을 수 있다. 그러나 가장 큰 문제는 단연 안면홍조이다.

안면홍조[밤에는 간혹 야간발한(night sweats)이라 불린다.]는 가장 보편적인 증상으로, 그 자체만으로도 짜증스러울 뿐 아니라 추가적인 정신증상으로도 이어질 수 있다. 안면홍조는 전형적으로 머리와 얼굴이 뜨거워지는 느낌을 시작으로 목을 가로질러 신체의 다른 부분으로 빠르게 퍼지는 얼굴의 홍반을 만들어낸다. 맥박수는 증가하고 몸이 뜨거워지는 것을 느끼며 심하게 땀을 흘린다. 몸을 식히기 위해 선풍기에 붙어 있거나 이불을 차버리기도 한다. 전체 에피소드는 3분 정도 걸리며 매 시간마다 되풀이되기도 한다.

정신증상

야간의 안면홍조는 수면을 방해하나 폐경을 동반하는 다른 수면장애도 있다. 잠이 들 때까지 걸리는 시간이 늘어나고 REM 수면이 줄어든다. 그 결과 환자는 쉬지 못한 것처럼 느낀다. 외과적 사례가 아닌 경우, 다른 심리증상이 특히 폐경 직전에 생기기 쉬운데 흥분과 불안감이 여기 포함된다. 일부 여성은 건망증을 호소하거나 집중곤란을 겪을 수도 있다. 또 다른 사람들은 우울증을 겪는다.

평가

혈청 에스트로겐 수준이 낮아지고 여포자극호르몬(follicle stimulating hormone) 수준이 높아지는 것으로 알 수 있다. 이런 검사 호르몬 수치를 활용해 조기 폐경 여부를 확인하기도 한다.

예후

증상이 5년 이상 지속되는 경우도 있으나 폐경은 자기제한적인 상태이다. 갱년기 우울증의 개념에도 불구하고 폐경은 어떤 심각한 정신장애와도 연관되지 않는다.

편두통 (Migraine)

발생빈도	발병 연령	성　별	의　뢰
흔함	사춘기	여성에게 더 많음	신경전문의
정　체	원인불명의 유전성 신경과적 증후군		
신체증상	단독으로 나타나는 심한 두통, 빛공포증, 음성공포증, 구역질		
정신증상	무기력, 흥분, 불안증상, 우울증		

다마스커스로 향하는 길에 타르수스의 사울은 밝고 번쩍이는 빛에 둘러싸여 쓰러졌다. 많은 학자들은 이것이 발작이나 눈에 생긴 병리에 의한 것은 아닌지 의문을 가져왔지만, 근래 들어 최소한 한 명의 학자는 그것이 사울의 발작이며 그 뒤 이어진 '성체 속의 가시'는 실제로 편두통에 의해 야기된 것으로 믿는다. 중세로 기원이 거슬러 올라가는 이 병명은 머리의 한 편에만 두통이 있다는 데서 비롯된 고대 용어 편측두통(hemicrania; '머리의 반쪽'이라는 의미)이 변형된 것이다.

사울을 둘러싼 것이 무엇이었건 간에 편두통은 시대를 막론하고 환자가 짊어져야 할 힘든 십자가로 비쳐졌다. 편두통은 단지 심한 두통에 불과한 것이 아니라 환자에게 끔찍한 고통을 주고 최악의 경우 어떠한 정신적, 신체적 활동도 완전히 불가능하게 만드는 신경과적 증상의 결합이다. 분명한 것은 그것이 세로토닌이라는 신경전달물질에 의해 매개되고 있다는 점이다.

이 흔한 질환 안에 유전적인 요소가 있을 것이라고 강하게 추정되고는 있지만 증상 자체를 일으키는 것이 무엇인지 정확히 아는 사람은 없다. 이전에는 혈관 쪽의 문제를 의심했으나 최근의 이론들은 주로 신경 방면에 초점을 맞추고 있다. 굶주림, 알코올, 스트레스 및 정신적 긴장, 피로, 밝은 빛 그리고 티라민을 함유하고 있는 음식(체다 혹은 스위스 같은 오래된 치즈가 대표적임) 같은 다양한 촉진물이 발작을 일으킬 수 있다.

편두통발작은 주로 사춘기 즈음에 시작된다. 특별히 어떤 인종에 쏠리지 않는 흔하고 고통스럽지만 양성인 이 질환에 성인의 약 10%가 걸린다. 남성에 비해 여성에게 두 배 정도 많고 종종 월경이 시작되기 며칠 전에 발작을 겪게 된다. 여성의 편두통 증상이 임신 기간 중에 사라지는 일은 흔한데 그 이유는 분명하지 않다.

신체증상

환자(간혹 migraineur라 불린다.) 다섯 명 가운데 넷은 주로 편두통 혹은 전조증상 없는 편두통을 지닌다. 이 말은 단지 편두통이 진행되는 도중 환자에게 달리 특별한 일이 생기지 않는다는 뜻이다. 전형적으로, 편두통은 머리 한쪽에서 고동치듯이 나타난다. 빛, 소리, 냄새 혹은 신체활동에 의해 악화된다. 증상이 경미할 때는 약 네 시간, 심하면 3일 정도나 구역질하고 토하기도 하며 컴컴한 방의 침대 위로 올라가 일상적인 일을 거의 하지 못할 정도가 된다. 어떤 환자는 땀을 과도하게 흘리고 분명히 말하는 데 어려움을 겪거나 사지의 부종을 호소하기도 한다. 어떤 환자에게는 두통 없이 목, 어깨 혹은 복부 통증이 심하게 나타나기도 한다. 이런 발작은 두통발작 없는 편두통(migraine equivalents)으로 알려져 있다.

전조증상을 갖지 않는(고전적인 편두통) 환자의 10% 남짓은 편두통을 주로 한 편의 시각 변화로 경험한다. 이것은 번쩍거리는 빛[깜빡이는 암점(scotoma)]에 의해 동반되는, 중심에서 시작해 점차 바깥으로 호를 그리는 맹점이 될 수도 있다. 어떤 환자는 그것이 천천히 시야 주변부로 미끄러지듯 나아가는 방울뱀처럼 보인다고 묘사했다. 다른 전조증상에 무력감, 실어증, 무감각, 사지의 따끔거림이 포함되나 거의 언제나 시각 증상이 동반된다.

정신증상

발작 중에 환자들은 흥분 상태가 되고 기분 변화가 심해 가르보[그레타 가르보(1905~1990), 스웨덴 태생의 미국 여배우—역주]처럼 단지 '혼자 있고 싶어 한다.' 그들은 사고지체를 호소하기도 한다. 드물지만, 정신병으로 잘못 원인을 돌리게 되는 시각적 환상(예: 죽은 친지)을 호소하는 환자도 있다. 편두통의 두통은, 비록 그 정확한 관계는 아직 더 연구가 필요하지만, 주요 우울증과 심지어 양극성장애와도 연관되고 있다.

평가

편두통 현상을 다른 유형의 두통이나 질환과 구별해주는 신뢰성 있는 검사는 없다. 통상적으로 병력과 가족력이 결정적이다.

예후

물론 편두통은 그 경험 후 사도 바울이 된 사울에게 미쳤던 것만큼 심오한 영향을 자주 주지는 않는다. 그리고 한 환자의 삶의 질에 파괴적인 영향을 미칠 수 있다 하더라도, 수명에는 큰 영향을 주지 않는다. 발작의 강도와 두통의 격렬함은 폐경 후 경감되기도 한다. 최근에 도입된 몇몇 약물치료를 포함한 치료 및 예방요법이 유용하다.

긴장성두통(tension headache)에 대한 주의

물론 대부분의 두통이 편두통 종류에 속하는 것은 아니며 뭔가 다른 원인에 의한 것도 있다. 보통 이런 것들은 두개골 앞뒤에 위치한 근육이 수축됨으로써 초래되는 것으로 추측되는 긴장성두통이라 불린다. 이것이 스트레스나 정신적 긴장과 조금이라도 연관이 있는지 여부에 대해서는 알려져 있지 않다. 여성에게 더 많이 발생하며 머리 양쪽에 통증이 생기는 경향이 있다. 일반적으로 신체 활동에 의해서는 악화되지 않는다. 구역질이나 구토를 동반하지 않으며 빛이나 소리에도 별 영향을 받지 않는다.

승모판탈출증 (Mitral Valve Prolapse)

발생빈도	발병 연령	성 별	의 뢰
흔함	특히 14~30세	여성에게 더 많음	심장전문의
정 체	심장 판막이 느슨해 피가 폐로 역류한다.		
신체증상	보통은 없음. 흉통, 심계항진, 호흡곤란, 실신		
정신증상	공황발작		

승모판탈출(MVP)증후군은 다채로운 역사를 지니고 있다. 최근 수십 년 동안 공황장애의 주요 원인으로 발견되고 발표되었으며 총인구의 20%에 육박하는 비율로 발생(정도는 다양하지만)하는 것으로 확인되었다. 그리고 이제는 의학적 관련성이 거의 없는 것으로 배척되고 있다. 좋든 나쁘든 이것이 사실이다.

심장은 두 가지 중요한 순환기능을 수행한다. 심장은 폐로 정맥혈(산소가 소진된)을 내보내고 그 피는 다시 심장으로 들어온다. 그 후 심장은 새로 산소가 공급된 피를 나머지 전신으로 보내 세포가 사용하도록 한다. 승모판의 기능은 심장이 뛸 때 산소를 공급받은 피가 폐로 되돌아가지 못하도록 막는 것이다.

어떤 사람은 승모판의 소엽(leaflets)이 너무 느슨한 채로 태어난다. 이 '느슨한' 판막 때문에 박동할 때마다 약간의 피가 역류해 새어 들어간다. 이 때문에 청진기를 통해 잡음과 틱틱 하는 소리를 들을 수 있다. 승모판이 두꺼워진다 해도 대부분의 환자들은 자신이 MVP를 지닌 것을 전혀 모르는 채 증상 없이 정상수명을 살게 된다.

신체증상

MVP가 좀 더 심해지면 심계항진 및 빈맥을 동반한 흉통, 호흡곤란, 피로, 실신, 현기증이 나타난다.

정신증상

다수의 환자가 고전적인 공황장애 같은 것을 가지고 있고 완전한 MVP 증후군은 공황장애를 가지고 있는 환자들에게서 더 흔하다는 보고가 있다. 그러나 MVP를 동반한 공황장애와 MVP 없는 공황장애 사이에는 있다고 해도 미미한 차이만 존재한다고 밝힌 최근 연구도 있다. 항공황 약물이 두 집단의 환자들에게 똑같이 잘 듣는다는 사실로부터 MVP가 불안증상의 측면에서 유의미한 차이를 만들고 있지 못하다는 결론을 내릴 수 있을 듯싶다.

평가

심초음파 검사가 신체적 이상을 발견할 확률이 가장 높다.

예후

MVP의 존재 여부와는 관계없이 '공황발작은 공황발작'이라는 것이 최근의 일치된 의견이다. 즉 MVP는 의학적으로 관련이 없다는 것이다. 그렇다 해도 심한 공황발작 증상을 가지고 있는 환자는 심장 전문의에게 의뢰해 진단을 받아야 한다. 대부분 단순한 재확인 이상의 의미는 없을 것이다. 만일 공황장애에 대해 약물치료를 하지 않는다면, 증상은 심한 경우 몇 년 혹은 몇 십 년에 걸쳐 진행될 수도 있다.

다발성경화증 (Multiple Sclerosis)

발생빈도	발병 연령	성 별	의 뢰
빈번	20~40세	여성에게 더 많음	신경전문의
정 체	전 중추신경계에 걸친, 산발적인 수초(myelin sheath)의 상실		
신체증상	무력감, 시력 문제, 실금, 보행 곤란, 피로, 지각이상		
정신증상	우울증, 조증, 갑작스런 감정변화(sudden emotionality), 인지 손상, 치매		

다발성경화증(MS)은 인구 1,000명 당 한 명 이상이 걸리는 미국에서 그리 드물지 않다. 그러나 이 신경과적 질환의 미스터리 중 하나는 일본인에게는 그리 많지 않고 아프리카 흑인에게는 들어 본 사례가 거의 없을 정도로 희귀하다는 점이다. 유전적 성향이 있기는 하나(MS환자들의 형제자매는 대략 3%의 평생 발병률을 갖지만 일란성 쌍둥이의 경우는 30% 정도이다.), 기저 원인은 아직 규명되지 않은 상태이다. 면역학적 · 바이러스 원인론이 공히 제일 유력하다.

미엘린(myelin)은 말초신경계뿐 아니라 중추신경계의 각 신경을 둘러싸고 있는 껍질의 구성 물질이다. 이유는 밝혀지지 않았으나 MS에서는 뇌와 척수의 여러 곳에서 미엘린이 군데군데 상실된다. 그렇게 되면 뉴런은 더 이상 보호받지 못해 기능을 못하며 플라크(plaque)라 불리는 상처받은 조직(sclerosis; 경변)으로 대체된다.

MS의 발생 정도에 미치는 지리적 영향에 관해서는 만족스런 설명이 아직 없는 상태이다. 그러나 현재는 적도에서 멀리 살면 살수록 이 장애가 나타날 가능성이 높다는 점에 대해서는 잘 알게 되었다. 그러나 15세가 지나면 이런 지리적 영향은 없는 것으로 나타난다. 적도 부근에서 태어났어도 사춘기 이전에 발생 정도가 높은 지역으로 이주한 어린이는 MS에 걸릴 가능성이 높아진다.

MS의 원인론이 무엇이든 간에 그 개인이 자란 환경의 어떤 점이 원인 역할을 한다. 이 상대적으로 흔하고 가슴이 터질 듯한 병에 걸릴 위험을 최소화하기 위해서는 적도의 기후에서 자라야 한다는 것을 명심하라.

신체증상

플라크는 중추신경계의 거의 전역에서 생길 수 있으므로 MS의 증상은 매우 광범위하다. 그중 가장 두드러진 것은·특히 사지(계단을 오르기 어려움), 얼굴 밑 부분 그리고 눈(복시, 흐린 시야)의 근무력증이다. 다른 시각증상에는 예리함의 저하, 맹점 그리고 심지어 색채 지각 상실마저 포함된다. 비뇨생식기 증상에는 실금 및 발기불능이 포함될 수 있다. 일부 환자는 걷기가 어려워질 정도로(운동실조) 협응력이 떨어지게 된다. 다른 사람은 지각이상(사지의 무감각함이나 얼얼함), 피로, 말하기 어려워하는 것 등 정말 많고 많은 기타 신체적 문제를 호소한다. 어떤 증상은 너무 이상해서 이해하기 어려울 정도이다(입증 가능한 중추신경계 손상 없이 얼굴을 인식하는 데 곤란을 겪는 것 같은). 증상이 변화무쌍하여 MS 환자들이 때로 히스테리를 가졌다는 이유로 해고된다 해도 그리 놀랍지 않을 것이다.

정신증상

다음의 네 가지 주제로 다루겠다.

조증

대다수 의대 신경학 강의에서 기술된 MS의 고전적인 묘사는 그런 심각한 신체적 증상의 견지에서는 비합리적인 행복감에 관한 것이다. MS 환자들의 정서는 간혹 *la belle indifférence*(프랑스어로 '고결한 무관심'이라는 의미)로 묘사된다. 질환의 심각성에 대한 무관심처럼 보이는 이것은 전두엽의 손상에서 비롯된 것일 수도 있다. 그러나 신체화장애를 지닌 환자에게서 간혹 보이는 것이기도 하다. 비록 MS 환자에게 진정한 양극성기분장애가 전체 인구 비율 대비 두 배 정도에 이르는 것으로 과장되게 기술되고 있다 해도, 조증은 지배적인 정서와는 거리가 멀다. 그럼에도 불구하고 25%에 달하는 MS 환자가 병의 진행 중 언젠가는 부적절하게 행복감을 느낀다.

우울증

그보다는, 많은 MS환자(어떤 연구에 따르면 반 이상)가 우울해진다. 상대적으로 생애의 초기에 맞닥뜨리는 엄청난 장애를 고려해 본다면 그리 놀라운 일은 아니나 우울증은 다른 심각한 의학적 질환을 지닌 환자에 비해 MS환자에게 더 많은 듯하며 그것은 생리학적 인과관계의 존재를 시사하고 있다. 그러므로 비록 많은 환자가 주요 우울 에피소드의 기준을 충족시킨다 해도, 적절한 진단은 보통 MS로 인한 우울장애가 된다.

감정실금

적절한 촉진요인 없이 웃음 혹은 (특히) 울음이 갑작스럽게 터져 나오는 상태에 관한 것이다.

인지장애

MS환자의 아마도 반 이상에게 사고 및 기억 문제가 생긴다. 특히 장애의 초기 국면 중에 경미한 기억손상이 있을 수도 있으나 임상적으로 더 중요한 것은 치매 역시 발생할 수 있다는 것이다. 판단력이 손상될 수 있으며 새로운 기억을 형성하는 데 어려움을 겪을 수도 있다.

평가

MRI로 뇌 속 플라크의 여러 영역을 볼 수 있다.

예후

이 질환은 가변적으로 진행되어 많은 혼란을 일으킨다. 증상은 통상적으로 갑자기 시작되며 몇 주간 계속된다. 그러다 사라지고 몇 달 혹은 몇 년간 다시 나타나지 않는데 이런 현상은 전형적이다. 환자는 흔히 발작 사이에 잔존 장애를 갖지만 때때로 그들은 완전히 정상으로 되돌아오는 것으로 보인다. 그러나 더 일반적으로는, 비록 편차가 크기는 하나, 몇 년 동안 발작이 반복되면서 장애가 점차 쌓이게 된다.

환자의 반수 정도는 장애가 없거나 있더라도 아주 적은 상태로 상대적으로 양성인 진행을 보인다. 어느 표본의 환자 중 반수는 25년 후 여전히 걸을 수 있었고 4분의 1은 직업을 가지고 있었다.

중증근무력증 (Myasthenia Gravis)

발생빈도	발병 연령	성 별	의 뢰
빈번	본문 참조	여성에게 더 많음	신경전문의
정 체	신경근 전달의 자가면역 장애		
신체증상	근무력증		
정신증상	불안, 경미한 인지증상, 기억상실		

  이 병명은 주요 증상을 완벽히 묘사하는 문자 그대로 '심하게 약한 근육'을 뜻한다. 대부분 젊은 여성인 환자들은 눈을 제대로 뜬 채로 있지 못할 수도 있고 음식을 완전히 씹지 못하거나 한 번에 몇 계단밖에 오르지 못할 수도 있다. 이런 아주 이상한 증상이 때로는 몇 분이라는 짧은 사이에 나타났다가 없어질 수 있다는 것을 고려하면, 환자들이 간혹 히스테리나 다른 주요 정신장애를 가진 것으로 오진되는 것이 그리 놀랍지 않다.

  그러나 근무력증은 신경근 전달 과정에 생기는 장애이다. 정상적인 경우 아세틸콜린이라는 신경전달물질은 신경을 통해 근육에 수축하라는 메시지를 전달한다. 그러나 자가면역 메커니즘에 의해 근육의 아세틸콜린 수용체가 많이 파괴되면, 자극이 전달되지 않아 근육은 제대로 기능하지 못하게 된다. 그 결과 피곤하다는 느낌 없이 근육이 급속도로 지치게 되는 것이다.만 명 중 약 한 명이 걸리는 근무력증은 드물다고 하기는 어려우나 이례적인 분포 양식을 보인다. 초기 성인(20세~40세)에게 영향을 줄 때 통상적으로는 환자의 4분의 3이 여성이나, 50~70대의 연령에서는 남성 환자가 더 많다.

신체증상

증상의 정도는 매달, 매주 그리고 심지어 시간마다 달라질 수 있다. 환자는 종종 잠을 자고 나면 일시적으로 힘이 회복된다는 사실을 깨닫는다. 근무력증이 피해를 주는 부위 역시 특징적이다. 눈과 얼굴의 근육은 거의 언제나 근무력증과 연관된다. 초기에는 복시와 눈꺼풀을 반 이상 올린 채로 있는 것이 불가능해지는 증상이 흔히 포함된다. 미소는 일그러지고, 씹고 삼키는 행위가 힘들어진다. 나중에는 사지가 연관되는데, 특히 대퇴부와 상박이 그러하다. 호흡에도 영향을 미쳐 폐렴에 취약해진다. 이런 환자들이 종종 갑상선질환, 류마티스성관절염, 혹은 전신성홍반성낭창 같은 기타 자가면역질환의 기원을 가지고 있다는 사실이 진단적 기술을 복잡하게 만든다.

정신증상

선뜻 근무력증을 인정한다 해도, 중증근무력증 환자는 지친 느낌에 대해서는 주목하지 않는다. 이들은 특히 호흡곤란을 겪을 때 불안증상을 호소하기도 한다. 인지 문제(기억에 관련된 것과 같은) 역시 지닐 수 있다. 최근의 일부 연구에서는 중증근무력증 환자가 MMSE에서 통제집단에 비해 좋지 못한 성적을 거둔다는 사실이 밝혀졌다.

평가

에드로포늄(텐실론)은 아세틸콜린을 불활성화하는 효소를 아주 손쉽게 억제하는 약이다. 따라서 (정맥주입하면 극적으로 그리고 거의 즉시 그 근육에서 힘이 회복되는) 텐실론 검사로 진단한다. 효과는 몇 분밖에 지속되지 않지만 진단을 확인하는 데는 충분하다.

예후

수십 년이 지나도 여전히 이해되지 않는 이유로, 흉곽 내 심장 바로 위 전면에 위치한 흉선(thymus gland)을 제거하면 통상적으로 환자의 힘이 극적으로 개선된다. 비록 개선이 몇 달 뒤로 지연될 수도 있으나 완전한 치료에 이르기도 한다. 약 또한 유용해서, 호흡기 감염에 굴복하곤 했던 사람들의 25%를 포함한 거의 모든 환자가 정상 수명을 기대할 수 있다.

신경피부장애 (Neurocutaneous Disorders)

발생빈도	발병 연령	성 별	의 뢰
빈번	모든 연령	거의 같음	신경전문의
정 체	유전되는 경우가 많은 (우성의) 신경 및 피부의 악성 아닌 종양		
신체증상	발작장애, 명백한 피부병리		
정신증상	정신지체, 우울증, 불안, 치매		

친숙한 질환은 아니지만 신경피부장애는 상당히 많은 성인과 어린이에게 영향을 미치는 여러 증상들을 포괄한다. 이름이 시사하듯 신경피부장애의 증상들은 신경과 피부에 영향을 준다. 통상적으로 악성은 아니나 병리는 주로 종양에 기인하고 있다. 뇌 및 신경계 속 종양의 위치에 따라 피해 양상이 다르며 피부에 나타나는 보기 흉한 외양이 고통의 원인이 된다.

이 절을 몇 부분으로 나누어 이런 여러 상태들을 다루고자 한다. 아래 질병들은 모두 우성 유전자로 유전되며 각각은 정신지체와 관련될 수 있다.

신경섬유종증(Neurofibromatosis)

폰 레클링하우젠병(von Recklinghausen disease)이라고도 불리는 신경섬유종증은 이 장애 중 가장 흔해 5,000명 중 한 명가량에게 영향을 준다. 종양이 말초신경에 영향을 미칠 때 피부 아래 작은(커봐야 5cm 정도) 소결절이 보이는데, 이 소결절은 [줄기(stalk)가 붙어] 자루형태를 띤다(pedunculated). 환자의 몸통과 사지에 이런 것이 수천 개 있을 수도 있다. 뇌에서 신경섬유종이 자랄 때, 감각 및 운동장애가 나타날 수도 있다(종양이 청신경에서 자라면 청력 상실이 발생한다). 팔, 다리 그리고 몸에 위치한 종양은 일반적으로 미용 문제를 제외하면 거의 아무런 문제도 일으키지 않는다.

이런 환자들에게는 또한 크림을 넣은 커피인 카페오레 반점이라 불리는, 직경이 몇 센티미터에 달하는 갈색 피부병변이 생긴다(이런 반점이 몇 개 정도 있는 것은 완전히 정상이다.—영화 〈카지노〉를 통해 샤론 스톤에게 이런 반점이 최소 두 개 있음을 확인할 수 있다).

신경섬유종증의 합병증인 중추신경계 내 기형은 다양한 정신증상을 자주 일으킬 수 있다. 많으면 환자의 3분의 1이 경미한 정신지체를 보인다. 우울 및 불안장애는 또 다른 3분의 1에 영향을 줄 수 있다.

몇 년 동안, 신경섬유종증은 빅토리아 시대 영국에서 엘리펀트맨이라 알려진 조셉 머릭의 기괴한 외양의 원인으로 여겨졌다. 머릭의 뼈에 대한 최근의 재분석에 비춰 보면 이 장애가 엘리펀트맨병이라 불리는 것은 다소 역설적이다. 새로운 연구를 통해 그가 실제로 지녔던 질환은 전혀 유전적이지 않고 신경섬유종증도 아닌, 프로테우스증후군이라는 희귀한 상태라는 사실이 밝혀졌다. 프로테우스증후군은 기형적인 세포성장이 원인이다.

결절성경화증(Tuberous Sclerosis)

그리 흔하지는 않으나 1만 5,000명 중 한 명 정도가 보다 파괴적인 결절성경화증에 걸린다. 신경섬유종증의 경우와 마찬가지로 피부 병변은 거의 문제를 일으키지 않는다. 이른 아동기에 코와 양볼 위에 걸쳐 작고 빨간 핀대가리 모양의 티끌 형태로 처음 나타나는데 아이가 성장함에 따라 커져 결국에는 빛나는 노란 피지성의 선종이 된다.

딱딱하고 감자 같이 생긴 섬유질의 소결절이 간, 신장, 망막 같은 여러 기관에서 보일 수 있으나 뇌에 생기는 것이 가장 문제가 된다. 크기가 다양한, 단단하고 하얀 소결절이 뇌 조직이 있어야 하는 공간을 차지함에 따라 대부분의 환자가 경련을, 3분의 2 정도는 정신지체를 나타낸다. 두개골 엑스레이 및 CT 스캔으로 확진한다.

스터지 – 웨버병(Sturge – Weber Disease)

실제로, 이 병은 드물게 유전된다(유전과는 관계없다고 얘기하는 유전학자도 있다). 병인에 관해서는 알려진 바 없지만, 징후는 잘 정의되어 있다. 환자에게는 두개골 내 혈관 종양과 함께 얼굴 한쪽에 포도주색 반점(port-wine stain)이라 불리는 검붉은 부분이 있다. 이 종양으로 인해 인접한 뇌 조직이 점차 상실되어 결국 몸 반대편에 경련, 마비, 녹내장(glaucoma)이 생긴다. 많은 환자에게서 발달지체와 심한 정신지체가 나타난다 해도, 3분의 1 이상은 경제적 자립이 가능하다. 진단은 뇌 안의 칼슘 축적을 시각화하는 것으로 내릴 수 있는데 전통적인 엑스레이로 가능한 경우도 있다.

미하일 고르바초프는 포도주색 반점을 가지고 있지만, 내가 가진 지식으로는, 그런 반점을 지닌 대부분의 사람들과 마찬가지로 스터지-웨버병은 아니다.

정상뇌압수두증 (Normal Pressure Hydrocephalus)

발생빈도	발병 연령	성 별	의 뢰
본문 참조	모든 연령	거의 같음	신경전문의
정 체	뇌척수액이 뇌실을 팽창시키면서 뇌 조직을 압박한다.		
신체증상	보행 곤란, 요실금, 두통, 무력감		
정신증상	치매, 기분 급변, 정신병		

hydrocephalus는 '뇌 위의 물'을 뜻한다. 물론 엄밀히는 뇌 위가 아니라 뇌의 안쪽이고, 또 물이 아니라 뇌척수액(cerebrospinal fluid)이다. 뇌척수액은 뇌실이라 불리는 뇌의 깊은 공동 안에서 생산된다. 정상적으로는 수도(水道; aqueducts)라 불리는 여러 개의 작은 구멍을 거쳐 척수를 향해 흐른다. 이런 작은 구멍이 부분적으로라도 막히면 뇌척수액은 뇌실 안에 모이게 되고 그로 인해 뇌척수액 압력의 증가 없이 뇌실이 팽창하게 되므로 그런 이름을 얻게 되었다.

뇌척수액이 과도하게 모인다는 단순한 사실보다는, 두개골이 팽창하지 않는 물질을 담아두는 견고한 상자라는 점이 문제가 된다. 뇌척수액의 영역이 커질수록 뇌 조직을 위한 공간은 줄어들어 뇌 조직을 압박하게 되고 결국 증상을 일으키는 뇌 조직의 괴사에 이르게 되는 것이다.

정확한 자료는 없지만 정상뇌압수두증(NPH)은 흔한 상태는 아니다(태아 발달 중의 기형에 의한 선천적 수두증은 신생아 500명 중 약 한 명의 비율로 나타나나 이 논의와는 관계없다). 수두증이 두부외상이나 감염성 질환의 결과 성인에게 나타나는 경우가 있지만, 일반적인 기저 원인은 알려져 있지 않다. 수두증은 모든 연령대의 성인에게 영향을 줄 수 있다.

신체증상

보행 곤란(운동실조증)은 이 장애의 특징이다. 갈지자로 천천히 걷는 걸음걸이는 특히 전형적이다. 요실금은 반수가량의 환자에게서 발견된다. 운동실조증, 실금, 치매 세 증상은, 비록 대부분의 환자가 이 증상 전부를 보이지는 않지만, NPH와 연관된 고전적인 3요소이다. 두통과 무력감도 보고되고 있다.

정신증상

정신증상이 나타나면 보통은 인지증상이다. 자각 수준이 저하되고 지적 수준의 악화가 잠행성으로 수주 혹은 수개월에 걸쳐 서서히 진행된다. 기억상실은 경미한 것에서 심한 것까지 편차가 크다. 소수의 환자에게서 기분의 급변이 보고되고 있는데 그중 일부는 일단 외과적 문합으로 뇌실의 크기를 축소시키면 증상이 호전된다. 정신병(망상이나 환각)은 아주 드물게만 보고되고 있으며 때로는 긴장증이나 폭력 행위와 연관된다.

평가

뇌 MRI나 CT 스캔으로 확장된 뇌실을 볼 수 있다.

예후

대부분 다른 장애와 마찬가지로 예후는 환자의 나이, 병을 앓은 기간, 다른 의학적 질환의 발생 여부, 그 요인들이 원인인지 아니면 NPH와 관련이 있는 것뿐인지 등 다양한 요소에 달려있다. 그러나 뇌척수액이 뇌에서 계속해서 빠져나가도록 하는 신경외과적 문합술(외과적으로 서로 다른 부위나 장기 사이에 직접적 혹은 간접적으로 교통로를 만드는 수술—역주)로 이런 환자의 반수가량이 호전된다. 진단은 정말로 너무나 자주, 환자가 지적 수준의 악화에서 근본적으로 회복되기에는 너무 늦어서야 이루어진다.

파킨슨병 (Parkinson's Disease)

발생빈도	발병 연령	성 별	의 뢰
빈번	60세 이상	같음	신경전문의
정 체	원인이 불확실한 퇴행성 뇌질환		
신체증상	경련, 근경직, 운동성 감소, 변화 없는 표정(masked facies), 보행곤란		
정신증상	우울증, 불안, 치매		

　법무장관 재닛 리노는 1995년 여름 한 손에 경련이 생기자 처음에는 업무에서 오는 스트레스 때문일 것이라고 생각했다. 그녀는 나중에 기자들에게 "나는 당신들 모두가 나를 괴롭혀서 그런 걸로 생각했어요."라고 말했다. 그러나 그것은 60세가 넘는 환자에게 자주 신경과적 장애를 일으키는 파킨슨병이었다(매년 10만 명 당 약 130명이 걸린다).

　1817년에 처음 기술된 파킨슨병[파킨슨증(parkinsonism)이나 진전마비(paralysis agitans)라고도 불림]은 일반적으로 생애 후반기에 나타난다. 흑질(substantia nigra)이라 불리는 뇌의 한 부분에서 신경전달물질인 도파민을 생산하는 세포가 상실된다. 1996년에 11대 조상까지 거슬러 올라가는 엄청난 대가족 안에서 어떤 유전적 요소(4번 염색체에 위치한)가 보고되긴 했지만, 무엇 때문에 이런 사건이 일어나는지는 아무도 모른다. 소수의 사례는 동맥경화증과 연결될 수도 있다. 많은 사례가 1차 세계대전 직후 휩쓴 인플루엔자의 대유행에 의해 비롯된 것이 분명하나 그 환자들이 여태 생존해 있으리라고 기대하기는 물론 어렵다.

신체증상

고전적인 증상은 명확하기도 하고 잘 알려져 있기도 하다. 엄지 및 검지가 앞뒤로 움직이는 것이 전형적인 경련인데, 초당 네 번 정도의 주기로 그리 빠르지 않아 신경전문의들이 깔끔하게 기술하지는 못한다. 고대 약제사들이 약의 합성물을 알약 모양으로 만들기 위해 사용한 움직임을 닮았다 해서 '환약 말이떨림'이라는 별명을 얻었다. 이 경련은 통상적으로 손이 이완되고 쉬고 있을 때 가장 분명하다. 몸의 한 쪽에서부터 시작되나 보통 반대편까지 퍼진다. 결국 손 이외의 부분까지 영향 받을 수도 있다.

환자는 눈을 깜빡이는 횟수나 안면근육의 움직임이 줄어드는 것에서 시작해 근육의 점차적인 경직 그리고 수의적으로 움직이는 능력의 상실도 겪는다. 환자는 거의 웃거나 찡그리지 못하게 되어 가면을 쓴 것 같은 모습을 보이기도 한다. 사실 변화 없는 표정이란 용어는 이런 환자를 기술하는 데 쓰이고 있다. 걸을 때 정상적으로 나타나는 팔의 움직임이 없어진다. 걸음을 떼는 데 곤란을 겪을 수도 있다. 환자는 자연스럽게 걸음을 떼지 못하고 앞으로 약간 넘어지듯 해야 첫걸음을 시작할 수 있다. 그 때부터 계속되는 보폭이 짧고 빠른 연속적인 걸음은 넘어지지 않으려는 시도처럼 보인다. 병이 더 진행된 환자는 몸을 앞으로 훨씬 구부린 채 서고 어깨는 축 늘어지며 팔뚝은 팔꿈치에서 구부러진다. 목소리가 단조로워지고 나중 단계에서는 삼키는 것이 어려워져 침을 흘리기도 한다.

증세가 심한 환자는 일상적인 활동 수행에 큰 어려움을 겪기도 한다. 옷 입는 데만도 아침 내내, 점심 식사에도 한 시간 반 정도가 걸린다. 운동불능증(akinesia)이라 불리는 이 수의운동 상실은 나타났다 사라지곤 해, 환자가 일상생활을 하는 데 시간이 많이 걸리는 것에 좌절감을 느끼는 일부 관찰자, 특히 보호자들은 이런 증상들을 의도적이고 수의적인 것으로 의심하는 경우도 있다. 병리를 극도로 드러내는 환자들의 이야기가 영화 〈어웨이크닝〉에서 그려진 바 있다.

정신증상

불안은 기타 만성 질환의 경우와 마찬가지로 파킨슨증 초기 환자에게 흔하고, 우울증은 많으면 90%의 환자에게 영향을 준다. 우울증이 순전히 반응성인 것인지 아니면 병의 진행에 필수적인 것인지에 대해서는 아무도 확실히 모른다. 생리적·감정적 요소가 결합해 철수, 흥미 상실, 무력감 그리고 환자들을 괴롭게 하는, 행동이 지체된다는 느낌을 만드는 것으로 보인다. 파킨슨증을 지닌 환자 중 4분의 1 정도는 결국 치매에 걸리는데 전체 비율에 비해서는 훨씬 많은 것이다.

치매에 걸린 파킨슨증 환자는 적은 양의 약물치료에도 섬망이 부작용으로 나타나기도 한다(망상, 환시, 초조로 이어지는 생생한 꿈이나 불면증).

인과관계에 대한 특별한 주의

정신과 환자 사이에서 나타나는, 파킨슨과 유사한 증상의 가장 흔한 원인은 아마도 정신병 치료를 위해 1950년대 중반 이래로 사용되어 온 정신작용제(클로로프로마진, 플루페나진, 할로페리돌 같은)일 것이다. 이 약에 의해 유도된 가성 파킨슨증의 많은 증상이 약의 세심한 제한이나 항파킨슨성 약물치료로 관리가 가능할지라도, 지속적인 정신작용제 약물치료가 필요한 정신과 환자는 경련, 안면근육 운동 상실 그리고 비틀거리는 걸음걸이 같은 문제들을 흔히 보인다. 또 다른, 덜 흔한 원인은 머리에 대한 반복적인 충격으로부터 온다. 이것이 일전에 '나비처럼 날아서 벌처럼 쏠 수 있었던' 시적인 헤비급 권투선수 무하마드 알리에게 생긴 일이다. 한층 더 희귀한 것 중에는 (메페리딘과 유사한 불법적인 오피오이드 약물인) MPTP를 복용한 사람들에게 생기는 파킨슨증의 심한 형태도 있다.

평가

진단은 전형적인 증상의 발병과 신체검사에 의해 확립된다.

예후

이 장애의 진행은 매우 가변적이어서 사망에 이르기까지 몇 년이 걸리기도 하고 수십 년이 걸리기도 한다. 증상 관리에 유용한 약물치료로 환자의 수명은 한층 연장되었다. 신체장애는 지연될 수도 있으며, 환자가 신체활동 프로그램을 성실히 따름으로써 예방한 일부 사례가 있다.

펠라그라 (Pellagra)

발생빈도	발병 연령	성 별	의 뢰
희귀	노령	남성에게 더 많음	내과전문의
정 체	니아신 결핍에 의해 야기되는 증상		
신체증상	무력감, 식욕 부진, 두통, 설사, 붉고 거친 피부		
정신증상	우울증, 불안, 섬망, 치매		

펠라그라는 니코틴과 매우 가까우며 니코틴산이라고도 알려진 니아신이 결핍됨에 따라 생기는 만성 질환이다. 이전에는 미국 남부의 풍토병이었으며 옥수수를 주식으로 하는 개발도상국가에서 여전히 발견되고 있다. 영양이 개선되고 비타민의 중요성이 널리 알려짐에 따라 서방 세계에서는 거의 사라졌으나 미국에서는 대부분의 열량을 알코올에서 얻는 사람과 일부 유암종증후군 환자에게서 아직도 간혹 볼 수 있다.

신체증상

몇 세기 동안 펠라그라는 주로 피부병으로 간주되었다. (펠라그라라는 단어는 '거친 피부'라는 라틴어와 그리스어 어근에서 유래했다.) 피부염은 햇빛에 대한 반응으로 생기고 처음에는 햇볕에 그을린 것처럼 보일 수도 있다. 병이 진행되면서 특히 손, 손목, 무릎, 발의 피부가 적갈색으로 변해 벗겨지고 떨어진다. 점액막에도 증상이 나타나며 혀는 밝고 통통한 붉은 모양을 띠기도 한다. 장에서도 비슷한 변화가 일어나며 묽은 설사를 하게 된다. 기타 초기 증상에는 무력감과 식욕 상실이 포함된다. 두통과 현기증도 발생할 수 있다.

정신증상

초기에는 흥분, 피로, 무감정, 불면, 우울증, 불안 등 기분장애 혹은 불안장애와 혼동되기도 한다. 병이 진행됨에 따라 환자들은 혼란스러워지며 완전히 지남력을 상실해 심지어 자신이 누구인지조차 모를 정도까지 이른다. 환각이 잇따를 수도 있고 결국 치매가 시작된다. 펠라그라의 고전적 '4D' 중 셋은 피부염, 설사, 치매이다.

평가

진단하는 데 도움이 되는 실험실 검사는 없다. 특징적 병력 및 증상을 근거로 진단한다. 서방 국가에서 펠라그라가 매우 드물다는 사실 때문에 의사들이 이 병을 의심하는 경우가 극히 적은 것은 불행한 일이다.

예후

비타민 요법이나 적절한 음식 섭취만으로도 증상이 빨리 호전된다. 치료를 하지 않으면 펠라그라의 네 번째 D, 즉 죽음이 찾아온다.

악성빈혈 (Pernicious Anemia)

발생빈도	발병 연령	성 별	의 뢰
흔함	60대 이후	같음	혈액내과전문의
정 체	소장의 흡수부전에 기인한 비타민 B$_{12}$의 결핍		
신체증상	빈혈, 현기증, 이명, 심계항진, 윤이 나는 혀		
정신증상	성격 변화(흥분), 건망증, 우울증, 치매, 정신병		

빈혈이라고 하면 일반적으로 철분 결핍을 떠올린다. 언젠가 철분 강장제를 선전하는 데 사용되곤 한 '지친 피'라는 문구가 기억난다. 어떤 경우에도 빈혈은 정신질환과는 거의 연관이 없다. 그러나 악성빈혈은 심각한 정신증상을 초래하는 것으로 악명 높다.

악성빈혈은 단백질 합성(호모시스테인이라는 아미노산을 또 다른 아미노산인 메티오닌으로 바꾸는 것을 도와준다)에 필수적인 코발라민(비타민 B$_{12}$)이 결핍돼 나타난다. 인체는 그것을 자체적으로 생산할 수 없으며 채소에서도 얻을 수 없다. 이 중요한 물질은 육류와 유제품을 통해서만 얻을 수 있다. 코발라민은 위의 내벽에서 생산되는 내재적 요소의 도움으로 소장에서 흡수되어 간에 축적된다. 인간의 몸은 몇 년을 지내기에 충분한 코발라민을 축적할 수 있기 때문에 증상이 나타나려면 흡수부전의 정도와 기간이 매우 심하고 길어야만 한다는 것을 알 수 있다.

육류가 비타민 B$_{12}$의 중요한 공급 원천이므로 엄격한 채식주의자가 악성빈혈 문제를 가질 것으로 생각할 수 있겠지만 그들은 비타민 알약을 복용할 수 있다. 사실상 대부분의 악성빈혈 환자는 내재적 요소의 결핍으로 코발라민을 혈류로 흡수할 수 없는 사람들이다. (일부 학자는 악성빈혈 진단을 오직 이런 환자들에게만 내린다.) 다른 환자는 위를 외과적으로 제거한 결과 병이 발현된다. 악성빈혈은 갑상선기능저하증, 부갑상선기능저하증, 인슐린의존성당뇨병과 유사한 면역학적 이상에 기인한 것일 수도 있다고 생각된다.

이 병은 생각보다 훨씬 흔하다. 미국인의 거의 1%가 생애 어느 시기에 이 병에 걸린다. 아시아 출신 미국인들은 유럽이나 아프리카계 미국인에 비해 덜 걸린다.

신체증상

악성빈혈은 점진적으로 나타나며 천천히 진행되는데 때로는 몇 년이 걸리기도 한다. 무력감과 피로를 동반하기도 하고 현기증, 이명 등을 호소하는 경우도 있다. 산소를 함유한 적혈구가 정상에 비해 더 적기 때문에 환자의 심장은 신체조직에 산소를 공급하기 위해 빠르고 세게 뛰어야만 한다. 이에 따라 심계항진이 생긴다. 어떤 환자는 혀가 쓰라리다고 호소하는데 검사해보면 윤이 나고 부드러우며 빨갛다. 그들에게는 식욕 상실과 설사를 비롯한 위장관 증상이 생기기도 한다.

지금까지의 증상은 일반적으로 효과적인 치료를 통해 다시 정상으로 되돌아갈 수 있다. 그러나 병이 진행되어 감에 따라, 신경초(nerve sheaths)가 탈수초(demyelination)라 알려진 과정의 영향을 받게 된다. 신경은 자신을 보호해주는 껍질이 손상되어 재생이 불가능해진다. 무력감, 무감각, 보행 곤란, 감각 이상(따끔거리는 느낌)이 증상으로 나타나며 일부 환자에게는 대소변 실금이 생긴다.

정신증상

악성빈혈 환자는 대부분 어느 정도 정신증상을 갖게 되는데 그것이 가장 먼저 나타나는 경우도 있다. 일부 환자는 단지 경미한 흥분을 경험하거나 성격 변화를 보이기도 한다. 또 가벼운 건망증에서 심각한 치매에 이르는 인지 문제를 나타내는 경우도 있다. 우울증, 조증 그리고 편집성 정신병 모두 보고되고 있다.

평가

일상적인 혈액검사에서 통상적으로 적혈구가 정상에 비해 크다는 사실이 알려져 대적혈구성빈혈(macrocytic anemia)이라는 또 다른 이름을 얻게 되었다. 다른 장애도 대적혈구성빈혈을 초래할 수 있기 때문에 정확하게 진단하려면 혈청 코발라민 검사를 반드시 포함해야만 한다.

예후

적절한 치료를 통해 정상적인 수명을 기대할 수 있다. 흡수부전에 문제가 있는 경우가 많기 때문에, 비용이 많이 들고 관리가 어려운 대용량 복용을 제외하면 비타민 섭취는 부적절하다. 그러나 근육내 주사로 비타민 B_{12}를 투여하면(일단 치료에 착수하면 매월) 증상 대부분을 정상으로 되돌릴 수 있다. 어떤 악성빈혈 환자에게는 평생 세심한 후속 조치를 필요로 하는 위암이 나타난다.

갈색세포종 (Pheochromocytoma)

발생빈도	발병 연령	성 별	의 뢰
흔하지 않음	초기 성인부터 중년	여성에게 약간 더 많음	외과전문의
정 체	일반적으로 양성 종양으로, 신체적 스트레스 하에서 카테콜아민을 분비한다.		
신체증상	두통발작, 땀 흘림, 심계항진, 구역질, 고혈압		
정신증상	불안, 공황발작		

종양 진단을 받으면 누구나 불안해진다. 그러나 갈색세포종은 거의 예외없이, 자신이 아프다는 사실조차 모르는 사람들에게 심한 불안을 일으킨다. 그 이유는 이 작은, 통상적으로는 양성인 종양이 에피네프린과 노르에피네프린을 만들어낸다는 데 있다. 이 두 화학물질은 카테콜아민이라 불리는 군에 속해 있는 신경전달물질로 불안 증상 및 고혈압과 연관되어 있다.

보통 복부에 위치하는 갈색세포종은 갑작스런 움직임(심한 운동 혹은 심지어 재채기)에 취약하다. 갈색세포종은 심한 자극을 받으면 카테콜아민 충동을 혈류 안에 주입해 발작이나 에피소드 형태로 증상을 일으킨다. 보통 이런 발작은 주기적으로 발생하는데 어떤 환자에게는 발작 사이에 몇 주 혹은 몇 달이 지나가기도 한다.

고혈압 환자 1,000명 중 약 한 명이 이 이례적인 질병에 걸린다. 모든 연령에게서 생길 수 있지만 초기 성인에서 중년까지가 제일 흔하다. 남성에 비해 여성에게서 약간 더 흔하다.

신체증상

갑자기 시작되고 보통 한 시간 이하로 지속되는 이런 에피소드는 두통, 많은 땀, 구역질, 구토, 창백함, 심계항진을 비롯한 심한 고혈압 증상이 특징이다. 환자는 흐린 시야, 흉통, 현기증, 실신, 홍조, 지각이상, 빈맥, 호흡곤란을 포함한 기타 다양한 신체증상을 호소하기도 한다.

증상은 보통 에피소드 형태로 발생하지만, 반 이상의 환자에게 에피소드 중은 물론이고 에피소드 사이에도 혈압이 상승한다는 데 주목하라.

정신증상

소수의 환자는 공황발작이나 다른 불안 증상을 보인다. 이런 증상에는 피로, 무력감, 그리고 심지어 곧 죽을 것 같은 공포까지 포함될 수 있다. 전체적으로 신체화장애뿐 아니라 공황장애, 기타 불안장애 등 다른 정신장애와 매우 흡사할 수 있다. 정신적 고통에 의한 불안장애의 증상과는 달리 갈색세포종 증상은 간혹 신체증상에 의해 촉진된다는 점에 주목하라.

평가

환자가 증상을 보이는 시간 동안 얻어진 24시간 소변 시료는 높은 카테콜아민 수준을 보여준다.

예후

종양을 외과적으로 제거함으로써 치료가 가능하다. 환자의 상태가 우선 정확히 진단되어야 함은 물론이다. 그러나 갈색세포종은 신체적·정신적 증상의 여타 원인과 매우 유사할 수 있어 부검에 이르러서야 정확히 진단되는 경우도 많다.

폐렴 (Pneumonia)

발생빈도	발병 연령	성 별	의 뢰
흔함	본문 참조	남성에게 더 많음	내과전문의
정 체	폐의 감염		
신체증상	고열, 기침, 흉통		
정신증상	섬망, 불안, 공황발작		

폐렴은 많은 미생물에 의해 폐가 감염되는, 단일 질환이라기보다 병의 집합이라 할 수 있다. 이 정의는 기관지염에도 적용되는데 그 차이는 다음과 같이 설명할 수 있다. 거꾸로 매달려 있는 나무를 폐라고 생각해 보라. 기관지염은 몸통과 큰 가지에 생기는 감염이다. 폐렴은 작은 가지와 잎에 영향을 준다. 충분히 많은 작은 가지와 잎이 감염되면 가스가 더 이상 교환될 수 없어 미생물마저 죽게 되므로 폐렴을 '노인의 친구'라 비꼬아 부르기도 한다.

폐렴을 초래하는 미생물은 간혹 신체 다른 부위에서 혈류를 통해 폐로 이동한다. 그러나 일반적으로 감염의 원천은 폐에 훨씬 더 가까이 있다. 사람이 잠들어 있을 때 입이나 목구멍에서 시작되는 덩어리 모양의 감염성 물질이 간혹 흡입된다. 목구멍이 따끔해지는 것이나 치아 프라그가 용의자일 수도 있다. 치아가 없는 사람은 그런 유형의 폐렴에 덜 걸리는 것으로 보인다. 중독, 발작 혹은 뇌졸중에 의해 의식수준이 저하되었을 때 이런 일이 더 많이 일어나는 듯하다. 따라서 술을 덜 마시고 매일 아스피린 한 알을 복용하며 양치질을 거르지 말아야 하는 것이다. 다른 위험 요인에는 흡연, 약물 남용, 암, 당뇨병, 에이즈 같은 질병이 포함된다.

폐렴은 모든 연령에서 발생할 수 있지만, 대부분의 연구에서 남성에게 많은 것으로 나타난다. 폐렴은 노인 환자에게 훨씬 위험하다.

신체증상

폐렴은 보통 전형적 방식과 비전형적 방식의 두 가지로 나타난다. 고열의 급속한 발병, 가래 섞인 기침, 호흡항진 그리고 호흡할 때마다 두드러지는 흉통은 세균성폐렴(bacterial pneumonia) 환자 사이에서 특징적인, 보다 전형적인 증상이다.

비전형적인 폐렴은 보다 점진적으로 시작되며 (가래 없는) 건성기침이 나온다. 환자들은 종종 두통, 피로, 따끔거리는 목구멍, 구역질, 구토, 설사 등 흉부와는 관계없는 것으로 보이는 증상을 호소한다.

정신증상

거의 대부분의 폐렴 환자가 정신증상을 보이지 않지만, 특정한 환경에서는 발생할 수 있다. 섬망은 폐렴이 매우 심한 환자에게 가능성이 있는데, 특히 폐렴을 초래하는 박테리아가 혈류로 침투(bacteremia; 균혈증)할 때 그렇다. 섬망 역시 고열이나 기침이 없는 노인 환자에게 더 잘 생기는 것 같다.

상태가 어떻든 호흡이 빠르고 얕으면 혈중 이산화탄소가 감소한다. 이로 인해 불안 증상, 심지어는 공황발작까지 생길 수 있다. 면역학적 결함이 있는 환자는 대부분의 폐렴 환자에게는 이례적인 초조와 호흡항진을 보일 가능성도 있다.

평가

거의 1세기 전과 마찬가지로, 흉부 엑스레이 사진은 대부분의 폐렴 사례를 보여준다.

예후

폐렴은 일반적으로 항생제 및 기타 조치로 쉽게 치료가 가능하다. 그러나 정신증상은 더 심각한 기저 질병의 존재를 시사하므로 예후가 좋지 않다.

포르피린증 (Porphyria)

발생빈도	발병 연령	성 별	의 뢰
흔하지 않음	사춘기 이전에는 드묾	같음	혈액전문의
정 체	포르피린 대사장애		
신체증상	복부통증, 짙은 색 소변, 구역질, 구토, 변비, 빈맥, 땀 흘림, 경련, 근무력증, 발작		
정신증상	우울증이나 다행증, 불안, 섬망, 정신병		

왕은 50세였고 매우 아팠다. 그는 격심한 복부 통증을 호소했으며 산만해지고 쉽게 흥분하게 되었다. 시종들과 몸싸움할 정도로 난폭해지기까지 했다. 그는 잠을 잘 수 없었다. 한 시종이 그의 소변이 거의 파랄 정도로 짙었다고 얘기했으나 의사는 관계없다며 묵살했다. 왕은 수도가 대홍수에 잠겨버렸다는 망상에 빠졌다. 그는 아들이 섭정하는 동안 격리되어 정신병 치료를 받았다.

그는 잉글랜드의 조지3세(재위 1760~1820년—역주)였고 그의 병은 조현병도 조울병도 아닌 포르피린증으로 알려진 대사질환이었다. 포르피린은 헤모글로빈의 전구물질로 몸의 여러 군데에서 만들어진다. 특별한 상염색체의 우성 결함을 물려받은 환자의 간은 간혹 엄청난 양의 포르피린을 만들어낸다. 이것이 몸에 쌓이면 조지3세가 고통 받은 증상이 나타날 수 있다.

통상적으로 이런 증상이 나타나는 데는 촉발요인이 필요하다. 촉진물에는 저칼로리 식단, 수술, 감염 그리고 진정제, 알코올, 에스트로겐, 항전간제 약물, 일부 항우울제, 다수의 진정제 등을 포함한 많은 약물들이 있다.

2만 명 중 대략 한 명만이 포르피린증을 앓는다.

신체증상

　가장 특징적인 증상은 꾸준하지만 위치가 일정치 않은 복부 통증이다. 통증은 구역질, 구토, 복부 팽창, 변비를 비롯한 다른 위장관 증상과 함께 오는 경우가 많다. 방치하면 소변 색깔이 짙어진다. 환자들은 소변보는 것이 고통스럽다고 하기도 하고 불가능하다고 호소하는 경우도 있다. 교감신경계가 과도하게 활동함에 따라 심장의 빈맥, 경련, 초조, 과도한 땀 흘림, 혈압 상승 증상이 나타날 수 있다. 호흡 근육마저 마비될 수 있는 근무력증은 말초신경계가 손상될 때 생길 수 있다. 어떤 환자는 감각 상실을 호소하기도 한다. 경련이 나타날 때 일반적인 항경련제 약물은 기저 질병 과정을 악화시키므로 치료가 극도로 어려워질 수 있다.

정신증상

　불안 증상, 우울증 그리고 기타 감정 상태(조지3세는 간혹 거의 조증처럼 보였다.)는 신속히 나타나기도 한다. 조지3세는 27세에 우울증 에피소드로 고통 받았지만 그동안 정신병 증상을 보이지는 않았다. 일부 환자는 그의 경우처럼 불면증으로 어려움을 겪는다. 지남력 상실이 생기기도 하나 섬망과 환각 같은 정신병 증상은 통상적으로 늦게 나타난다.

　포르피린증은 대단한 모방꾼이다. 그 때문에 1788년 당시 조지3세를 모셨던 사람들보다 훨씬 지식이 많은 의사들이 길을 잃고 헤맸다. 수십 년 전 미국의 한 유명한 정신과 의사는 조지3세의 '조울증'에 관해서만 한 권의 책을 쓴 바 있다.

평가

　혈액과 소변에서 포르포빌리노겐이라 불리는 대사물질의 농도가 눈에 띄게 높다.

예후

　치료 받지 않은 채 호흡기 마비가 뒤따르면 사망에 이를 수 있으나 대부분은 조지3세처럼 회복한다. 그는 결국 권좌에 복귀했으나 말년에, 아마도 이 병과는 무관하게, 망령이 들었다. 다시 그의 아들이 섭정했고 이번에는 그 기간이 거의 10년에 달했다.

수술후상태 (Postoperative States)

발생빈도	발병 연령	성 별	의 뢰
빈번	모든 연령	자료 없음	정신과전문의
정 체	수술에 대한 생리학적 · 심리적 스트레스가 초래하는 정신질환		
신체증상	수술 부위에 따라 다름		
정신증상	섬망, 정신병, 우울증, 불안		

이런 궁지에 빠진 자신을 상상해 보라. 당신은 이전에는 한 번도 본 적 없는 어느 방에서 깨어난다. 당신은 움직이기에는 너무 약하고 항의하기에는 너무 아프다. 당신이 만나는 모든 사람은 마스크를 쓰고 있다. 어느 누구의 눈길도 친숙하지 않다. 입과 코 안에는 튜브가 있어 먹을 수도 말할 수도 없다. 어딘가 아니 온몸이 아프다. 사지를 움직일 수 없어 간지러울 때 긁을 수조차 없다. 심장이 뛸 때마다 '삐' 하는 소리를 듣는다. 심장은 어떨 때는 너무 빨리 고동치고 어떤 때는 완전히 멈춘 것 같다. 조명은 전혀 변화가 없어 당신이 이런 곤경에 처한 지 한 시간이 됐는지, 하루가 지났는지 아니면 1주일 이상이 됐는지 구분할 수 없다.

이런 환경에서는 누구라도 평정을 잃으리라고 생각하기 쉽지만. 사실 정신 문제는 이제 막 큰 수술을 받은 사람 가운데 소수만을 괴롭힌다. 특히 심장 수술을 받았던 사람(거의 3분의 1)에게 많은 것으로 보이나 이식수술이나 뇌수술 후에 발생하기도 한다.

수술후섬망(정신장애가 나타나면 거의 언제나 섬망이다.)은 보통 상대적으로 의식이 또렷한 수술 2~5일 후에 나타난다. 증상은 대부분 알코올 남용의 병력이 있거나 수술 이전에도 인지상태가 그리 좋지 못했거나 상대적으로 긴

수술을 받아 신체적 고통이 심각한 노인 환자에게 나타나는 것으로 보인다.

신체증상

통증과 같은 일반적 증상 외에, 수술의 부위와 성질에 따라 크게 다르다.

정신증상

비록 환자가 간혹 우울증, 불안 혹은 정신병을 가지고 있는 것으로 진단된다 해도, 이런 증상은 거의 언제나 섬망에 기인하는데 초조성인 경우도 있고 몽롱하게 만드는 유형인 경우도 있다. 모든 환자들이 초점을 맞추고 주의를 유지하는 데 문제를 보인다. 다수는 야간에 초조와 지각장애가 심해지는 황혼증후군 현상을 겪는다. 환상, 환각 혹은 본격적인 피해망상이 생기기도 한다. 환자는 무서움도 없어지고 지남력도 상실하게 되어 링거, 카테터(catheters; 늑막강·복막강 또는 소화관·방광 등의 내용액의 배출을 측정할 때 사용되는 고무 또는 금속제의 가는 관—역주) 혹은 기타 필수적인 튜브 등을 제거하기도 한다.

평가

체액이나 화학물질들이 제거되거나 다시 채워질 필요가 있는지 아니면 감염이나 대사장애를 배제할 필요가 있는지 등을 검증하기 위해 통상적으로 모든 체액을 확인하지만, 진단은 일반적으로 병력이나 MSE에 근거한다.

예후

수술후섬망은 보통 곧 좋아지고 며칠 안에 없어진다. 지남력을 회복하도록 돕는 물건을 곁에 두거나 시간을 정기적으로 알려주는 등의 조치를 취하고 가족과 친구를 환자 곁에 있도록 함으로써 치료가 촉진되는 경우도 있다.

월경전증후군 (Premenstrual Syndrome)

발생빈도	발병 연령	성 별	의 뢰
흔함	10대에서 30대까지	여성	부인과전문의
정 체	월경 주기 중 발생하는 호르몬 변화에 의해 야기되는 증후군		
신체증상	체중 증가, 흉통 및 압통, 부종, 수면 및 식욕 변화, 피로		
정신증상	불안, 우울증, 흥분, 집중력 저하		

"이 책에 있는 증후군 중 가장 흔한 것이 무엇인가?"라는 질문에 월경전증후군(PMS)은 기이한 위치를 차지한다. 그것을 앓고 있다고 생각하는 많은 환자들은 사실 그렇지 않고, 많은 실제 환자들은 의사들이 간과하는 바람에 진단을 받지 못한다. 그리고 편람을 작성하는 사람들이 그 진단을 여성에게 무례한 것이라 간주하는 정치적 압력 집단을 달래기 위해 계속해서 다른 이름을 제안한다 해도[DSM-Ⅲ-R에서는 후기황체기불쾌기분장애(late luteal phase dysphoric disorder)로, DSM-Ⅳ에서는 월경전불쾌기분장애(premenstrual dysphoric disorder)로], 대부분의 환자는 계속해서 그것을 PMS라 일컫는다. 마지막으로, 어떤 여성은 언제가 월경 전인지 거의 알지 못하는데 반해 어떤 여성은 그토록 심한 고통을 받는 이유를 아는 사람은 아무도 없다. 오래 전부터 제기된 호르몬 불균형이 그리 설득력이 없는 것으로 알려짐에 따라 유전적 요소에 대한 주장이 대두되고 있다.

여러 연구에 따르면 가임기에 있는 대부분의 여성은 자신의 월경주기에 따라 PMS 비슷한 증상들을 다소 가지고 있다. 그러나 20명 중 단지 한 명 정도만이 치료를 받아야할 만큼 증상이 심하다. PMS는 어느 연령에서도 시작될 수 있지만, 30대에 병원을 찾는 경우가 가장 많은 듯하다.

조롱의 대상이 되고 있다는 점, 일부 여성은 특히 남성에 비해 자신이 약하게 보일까봐 두려워한다는 점, PMS가 심지어 법정에서 살인만큼이나 심각한 범죄의 변호에 이용되고 있다는 점 같은 몇몇 사회적 요인 때문에 PMS 치료를 꺼리는 여성들도 있다.

신체증상

비록 다양한 DSM의 기준이 정신증상만을 요구한다 해도, 대부분의 의사는 진단할 때 신체증상을 중요한 요소로 간주한다. PMS 탓으로 생각되는 증상들은 몇 페이지를 채울 수 있을 정도로 많지만, 빈번한 증상은 몇 가지로 좁혀 볼 수 있다. 여기에는 흉통과 압통이 포함된다. 몇 파운드 정도 체중이 느는 것은 배가 부풀어 오른다거나 발목이 부어오르는 것(부종)으로 느껴지기도 한다. 수면 및 식욕 역시 통상적인 수준 이상이나 이하로 변한다. 어떤 환자들은 두통, 관절통, 근육통을 경험한다. 예상 외로, 월경을 하면서 생기는 통증(생리통)은 PMS의 증상으로 간주되지 않는다. 그리고 많은 의학적 상태들(천식, 편두통, 발작장애 같은)은 월경에 즈음해 악화된다.

환자가 경험하는 증상이 무엇이건 간에, 그것은 PMS를 식별해주는 '달의 한때'와 함께 규칙적으로 나타났다가 사라진다. 전형적으로, 증상은 월경 시작한 주 정도 전에 시작해서 일단 생리가 시작되면 약해지나 그 패턴은 개인에 따라 다소 다를 수 있다. 이전에 자궁절제술을 받았던 여성은 생리는 하지 않으나 배란은 가능해 여전히 PMS 증상에 노출돼 있다.

정신증상

환자 대부분은 간혹 피로를 호소한다. 불안, 우울 같은 주관적 감각도 빈번히 보고된다. 다른 기분증상에는 흥분이나 분노, 갑작스런 눈물, 거절에 대한 과민반응 등이 포함된다.

활력 감소, 집중력 저하, 재미있는 활동에 대한 흥미 상실에, 앞서 언급한 수면과 식욕 문제를 더해 보라. 그러면 PMS가 주요 기분장애로 자주 오진되는 이유를 이해하게 된다. 의사가 피해야할 또 다른 잘못이 있는데 월경에 즈음해서 기분 및 불안장애가 악화되는 환자의 경우, 기분장애가 먼저 성공적으로 치료되지 않는다면 PMS를 가지고 있는 것으로 진단해서는 안 된다는 점이다. 마지막으로, 환자의 자가 진단을 수용하지 않도록 주의하라. 자신이 PMS를 가지고 있다고 생각하는 환자의 반수가 실제로는 기분장애 같은 다른 정신적 문제를 지니고 있는 것으로 진단될 수 있다.

PMS와 연관된 다른 행위에는 식욕이상항진증(bulimia), 정신병, 심지어 가게 물건 슬쩍하기 같은 범죄 행위도 포함된다.

평가

진단을 확인해줄 특정한 실험실 검사는 없으나 체중, 오전 체온, 몇 번의 주기에 걸친 증상들을 기록하는 것이 도움이 되기도 한다.

예후

대부분의 환자에게 PMS는 실제보다 더 불편하고 괴롭다. 자살 시도, 사고(事故), 범죄 행위가 월경 전 기간 중에 증가하기도 한다. 치료하지 않으면, 시간이 지남에 따라 악화되는 경향이 있으나 폐경에 이르면 약화된다.

프리온병 (Prion Disease)

발생빈도	발병 연령	성 별	의 뢰
희귀	중년에서 노년	같음	신경전문의
정 체	감염된 육류를 섭취함으로써 확산되는 병		
신체증상	보행곤란, 경련, 근육경직, 운동기능감퇴증(hypokinesia)		
정신증상	불안, 집중력 저하, 치매		

당신의 환자 중에 식인의식을 거행하는 뉴기니의 원주민은 없을 것이므로 당신은 아마 쿠루병(kuru)을 접해보지 않았을 것이다. 치매로 신속히 진행하고 보행 곤란 및 기타 운동실조가 특징인 쿠루병은 뉴기니의 어느 부족 인구의 1% 정도에게서 나타났다. 이 불행한 사람들은 죽은 사람의 뇌를 먹음으로써 단백질성 감염입자, 즉 프리온 역시 섭취하게 되는데 그것이 인간의 20번 염색체를 감염시켜 질병을 옮긴다.

식인의식이 줄어듦에 따라, 쿠루병은 심지어 뉴기니에서도 거의 완전히 사라졌다. 그러나 또 다른 소위 전염성 퇴행질환인 크로이츠펠트-야콥병(CJD)이 드물지만 전 세계적으로 계속해서 발견되고 있다.

CJD는 일반적으로 중년 이후에 시작되나 최근 들어 영국의 많은 환자들은 훨씬 젊어 42세를 넘은 사람은 아무도 없었고 겨우 10대에 불과한 환자도 있을 정도였다. 1990년대 중반 이 CJD 사례가 소의 스펀지 형태의 뇌병증('광우병')과 관련이 있으며 영국의 가축들이 프리온병에 감염되었을 것이라는 주장이 제기되었을 때 거의 히스테리에 가까운 소란이 벌어졌다. 의원들은 서로 고발하며 난타전을 벌였고 유럽공동시장의 다른 국가들은 영국의 소고기를 보이콧했다. 결국 모든 소들이 폐사되고 불태워졌으며 영국의 패스트푸드 산업은 엄청난 타격을 입었다. 감염성 질환은 환자와 그 보호자에게 명확히 문제가 된다. 그러나 잘못 다루면 국가 경제, 심지어 대륙 전체에 영향을 미친다.

CJD 사례의 10~15%는 가족 안에서 발생하고, 상염색체(성염색체가 아닌)의 우성 유전형질로서 유전되는 것으로 짐작되나 대부분은 그와 관계없이 발생한다. 통상적인 체액 경로로는 사람 간에 전염되지 않는 것으로 보이나 1988년 이전의 각막 이식 혹은 시체로부터 추출된 치료적 인간성장 호르몬을 통한 전염은 소수지만 보고된 바 있다. 1990년대 중반, CJD에 오염되었을 것으로 보이는 혈액제제를 이미 받은 1,000명 이상의 사람들이 그 사실을 통보받았다. 이 글을 쓰고 있는 시점에서 나는 그 병에 걸렸다고 보고한 사람은 아직 없는 것으로 알고 있다.

신체증상

어떤 환자는 소뇌성운동실조(cerebellar ataxia)라 알려진 특징적인 보행 곤란을 신경전문의가 확인함으로써 진단된다. 90%를 넘는 환자가 근육간대경련(근육이나 근육군의 갑작스런 수축)을 나타낸다. 파킨슨증에서 전형적인 진전, 근육경직, 운동부족(hypokinesia; 운동기능감퇴증)이 나중 단계에서 나타나기도 한다. 다른 증상에는 두통, 현기증, 발작 그리고 갑작스럽고 짧게 끝나는 실명이 포함된다.

정신증상

불안, 피로, 집중력 저하나 사고 지체가 초기 증상에 포함될 수 있다. 환자의 기분은 매우 불안정해지고 환시가 뒤따르기도 한다. 병이 진행됨에 따라, 기억상실과 빠르게 진행되는 치매가 거의 모두에게서 나타난다. 대부분의 환자는 이 질병의 초기증상으로서 하나 이상의 정신증상을 보인다.

평가

유일하고 가장 가치 있는 실험실 검사는 사례의 거의 95%에서 날카로운 파동과 함께 나타나는 특징적인 서파 배경을 가진 뇌전도이다.

예후

대증요법 외의 치료법은 없으며 통상적으로 몇 개월 안에 찾아오는 죽음을
피할 수 없다.

진행성핵상성마비 (Progressive Supranuclear Palsy)

발생빈도	발병 연령	성 별	의 뢰
흔하지 않음	50대 이후	거의 같음	신경전문의
정 체	중추신경계의 퇴행성 장애		
신체증상	복시, 주시 마비, 불안한 걸음걸이, 경직		
정신증상	무감정, 불안정한 기분, 치매		

의사들은 "이 상태의 원인을 모르겠다."라는 뜻으로 말하는 수많은 방법을 몇 년에 걸쳐 고안해 왔는데 '특발성(idiopathic) 질환'이라든가 '원발성(primary)일 수 있다.'는 것 등이 그렇다. 어린이를 치료하는 의사는 발달 장애와 획득된 장애를 구분한다. 고혈압 같은 일부 질환은 병리가 병의 본질 안에 있지 다른 질환에서 기인한 것은 아니라는 개념에 의지해 본태성(essential)이라 불린다. 오래되었지만 아마도 솔직한 용어는 원인불명(cryptogenic; 문자 그대로 '감춰진 원인')일 것이다.

이 모든 표현이 아무도 그 원인을 모르는 퇴행성 신경계 장애인 진행성핵상성마비(PSP)에 들어맞는다. 숨겨진 감염 매개체에 대한 탐색이 계속됐으나 성공하지 못했으며 유전되는 것으로도 보이지 않는다. 증상은 어느 정도 파킨슨병을 닮았지만, 10만 명의 성인 중 단지 한 명 정도만 걸려 훨씬 드물다. 통상적으로는 중년 이후에 처음 나타난다.

신체증상

나타났다 사라지곤 하는 불안한 걸음걸이가 초기 증상으로 드러나는 경우가 있다. 나중에는 예기치 않게 뒤로 넘어지거나 아니면 제대로 서있기 위해

급히 뒤로 물러서는 등 균형상실 감각을 갖기도 한다. 또 하나의 초기증상은 안구를 움직이는 근육이 부분적으로 마비되는 데서 온다. 처음에는 복시를 호소하기도 하고 그 다음에는 시선을 아래로 향하는 것이 불가능해지기도 한다 (원인이 이 근육들을 제어하는 뇌간에 위치한 세포핵에 있지 않고 더 높은 뇌 중심에 있는 까닭에 이처럼 꽤 투박한 이름을 얻게 되었다).

동작이 전반적으로 지체되고 근육이 경직되는 것이 후기 증상으로 나타난다. 주시마비가 있는 환자는 아래를 보기 위해 목을 숙이는 일조차 하지 못하는 경우가 많다. 처음에는 목소리가 작아지다가 나중에는 분명히 말하는 데 어려움을 겪기도 한다. 삼키는데에도 어려움이 생긴다. 일부 환자에게는 수면무호흡증도 나타난다. 자주는 아니지만, 가만히 있을 때 사지에서 경미한 경련이 생길 수도 있다.

정신증상

환자 중 반수가량은 치매를 겪는다. 사고가 지체되고 빨리 잊어버린다. 치매는 처음에 단순한 무감정으로 나타나기도 한다. 환자의 3분의 1에게서 정서적 불안정성(pseudobulbar affect)이 나타나는데 일종의 '정서실금'으로 환자는 적절한 자극 없이 웃거나 울기도 한다. 우울증이나 불안 증상이 생기는 경우, 보통은 경미하다. 양극성장애와 정신병은 드물다.

평가

뇌 CT 검사에서 뇌교(pons)와 중뇌(midbrain)가 위축된 것을 볼 수 있다.

예후

불행히도 효과적인 치료법은 없다. 병이 진전됨에 따라 어떤 환자는 말하거나 자신이 원하는 곳을 보는 능력을 완전히 상실한다. 통상적으로 6~10년 안에 사망하게 된다.

단백질에너지결핍증 (Protein Energy Malnutrition)

발생빈도	발병 연령	성 별	의 뢰
흔함	이중 최빈치 (본문 참조)	거의 같음	내과전문의
정 체	단백질 섭취가 적절하지 못해 생긴 결핍		
신체증상	체중 감소, 낮은 활력 징후, 무기력, 번들거리고 붉은 피부, 건조하고 가는 모발, 말초신경병증		
정신증상	무감정, 인지변화, 정신병		

성인 중 거의 반수가 과체중인 나라에서 영양실조를 상상하는 것은 조금 어렵다. 우리는 영양실조를 제3세계 국가, 강제수용소 그리고 1849년 캘리포니아 설원에 묶여 오도 가도 못하게 돼 결국 죽은 사람들을 먹을 수밖에 없었던 도너와 리드 일행 등등과 연관시켜 생각한다.

물론 영양실조는 단순한 굶주림 이상을 뜻한다. 그것은 건강 유지에 필요한 다양한 음식물이 오랫동안 결핍되었음을 의미한다. 잘 먹긴 해도 어느 특정한 요소(요오드)나 비타민(티아민, 니아신) 혹은 중요한 영양소(비타민 B12)를 결여한 사람도 영양실조라 말할 수 있다.

그러나 이 절에서 주목하는 것은 지방 아니면 탄수화물로부터 합성될 수 없는 단백질을 제대로 섭취하지 못한 데 따른 결핍 형태이다. 전 세계적으로는 상당히 흔하지만―약 1억5,000만 명의 어린이가 단백질에너지결핍증(PEM)으로 고통 받고 있다.― 미국과 서방 세계에서는 이 장애의 극단적인 예가 드물게 발견될 뿐이다. 여기에는 거식증 환자가 포함되는데 그들에게서 그 관계는 명확하다. 또 단백질이라고는 전혀 없는 알코올에서 거의 모든 열량을 얻는 알코올 중독자와 알츠하이머병, 무감정, 우울증 혹은 음식을 얻고 준비하고 씹고 삼키고 소화하는 것을 방해하는 다양한 신체질환에 의해 음식 섭취가 어려운 노인들에게서도 이 질환이 나타난다.

그러나 고도로 발전된 서방 국가에서도 PEM의 좀 더 미묘한 증거가 가난과 무시 속에서 양육되는 많은 어린이들에게서 발견될 수 있다. 그들에게 지적 발달을 가져다주는 것은 뇌손상뿐이라고 주장하는 오래된 이론이 있다. 보다 최근의 증거는 그보다는 몇몇 상호작용하는 요소들이 인지결함을 초래한다고 주장하고 있다.

- 뇌의 신체적 구성이 지연되거나 성장이 방해 받는다.
- 정상에 비해 낮은 에너지 수준 때문에 아동이 환경을 탐색하는 데 지나치게 무기력해진다.
- 작고 영양상태가 좋지 않은 아동을 실제 연령보다 어리게 보고 온전히 발달하도록 이끌지 못한다.
- 빈곤한 지역사회는 영양 상태가 좋든 나쁘든 어린이의 성장을 제대로 촉진하지 못할 수도 있다.

신체증상

성인에게 나타나는 PEM의 가장 흔한 증상은 체중 및 피하지방 감소이다. 병이 진행되면 피부는 탄력을 잃고 번들거리며 붉어지기도 한다. 어떤 환자는 말초신경병증(운동이나 감각 기능의 상실)을 나타낸다. 임신한 여성은 저체중아를 출산하기도 한다. 모발은 건조하고 윤기가 없으며 가늘다. 변비가 생길 수도 있다. 신체 활력 징후(혈압, 심박수, 체온)가 전반적으로 낮아진다.

그러나 이 병의 위험에 가장 많이 노출되어 있는 어린이들은, 심지어 콰시오커(kwashiorkor; '쫓겨난 아이에게서 볼 수 있는 상태'라는 뜻)라 가나에서 알려진, 단백질이 심하게 결핍된 모습을 보일 수도 있다. 부푼 배, 쇠약한 사지, 가늘고 붉은 모발이 이 증상에 속한다. 사춘기와 일반적인 발달이 지연될 수도 있다.

정신증상

PEM환자들은 전형적으로 무기력하고 흔히 무감정하며 우울증을 앓는 것으로 보일 수 있다. 정신병 증상은 간혹 보고된다. 물론 알츠하이머병, 기분장애 혹은 조현병 때문에 음식을 적절하게 섭취 못할 수도 있는, 영양실조에 걸린 성인의 경우 닭이 먼저냐 달걀이 먼저냐 하는 문제가 고려되어야 한다.

다양한 정신적·감정적 문제로 고통 받는 어린이들은 IQ가 낮고 인지능력이 떨어지며 학업성취도가 낮다. 그들은 적절한 영양 상태를 지닌 또래에 비해 말하고 노는 능력이 떨어진다.

평가

병력과 신체검사가 가장 유용한(그리고 쉽게 얻을 수 있는) PEM의 증거를 제공한다. 혈청 단백질 수준은 진단 확인에 도움이 된다.

예후

식단을 적절하게 바꿔주는 것만으로는 앞서 말한 결손을 바로잡지 못할 수도 있다. 강제수용소 생존자들은 말초신경병증의 증상들을 몇 년간 지닌다. 어린이들은 기대되는 완전한 성장을 영영 못할지 모른다. 일부 연구에서는 재양육된 PEM 어린이들이 지적인 성장과 발달을 이루는 과정에서 같은 또래를 따라잡을 수 있도록 보장하는 데 필요한 추가적인 요소가 심리사회적 자극이라고 지적하고 있다. 그리고 물론, 성인기에 이르러도 잃어버린 키는 결코 만회할 수 없다.

폐색전증 (Pulmonary Thromboembolism)

발생빈도	발병 연령	성 별	의 뢰
빈번	노년	여성에게 더 많음	호흡기내과전문의
정 체	다리의 깊은 정맥에서 형성된 혈전이 폐로 유입됨		
신체증상	호흡곤란, 실신, 흉통, 피 섞인 기침		
정신증상	불안, 섬망		

thrombus는 혈전을 의미하고 embolus(색전)는 형성된 곳으로부터 이탈해 어딘가 다른 곳에 자리 잡고 있는 혈전을 말한다. 따라서 이 논의는 (거의 언제나) 인체의 다리 깊은 곳에서 만들어져 결국은 폐로 올라가는 혈전에 관한 것이다. 속박에서 벗어나기 전 그런 혈전은 심부정맥혈전(deep vein thromboses) 즉 DVTs라 불리고 폐로 이동한 후에는 폐혈전색전(pulmonary thromboembolisms) 즉 PTEs라 불린다.

PTE는 매년 50만 명에 달하는 미국인이 걸릴 만큼 빈번히 발생하는 질환이다. 임신부, 심장발작이 있는 사람, 큰 수술을 받은 사람, 뚱뚱하거나 에스트로겐을 사용하는 사람 같이 장시간 움직이지 못한 채 있어야 하는 이들이 이 병에 특히 취약하다. 최소한 부분적으로는 증상을 알아차리고 신속히 치료를 시작하는 데 어려움이 있다는 점 때문에 PTE의 치료가 언제나 성공적인 것은 아니다. 사망하는 경우는 증상이 나타난 후 한두 시간 이내다.

신체증상

많은, 아마도 대부분의 PTE 사례는 증상이 없다. 심지어 매우 심각한 경우에도 증상이라고는 분명한 이유 없이 갑자기 시작되는 호흡곤란이 고작인 경우가 많다. 흉통과 피 섞인 기침은 폐 조직이 괴사한 경우(흔히 있는 일은 아니다. 폐의 충분한 산소 공급에 감사한다.)에만 발생한다. 환자는 실신이나 빈맥을 보고하기도 한다. 울혈성심부전을 이미 지니고 있는 사람들은 PTE를 동반해 악화될 수도 있다.

처음 혈전이 생긴 부위에 증상이 없을 수도 있으나 약 반수의 환자가 혈전이 형성된 종아리에 통증, 부종, 열, 압통 등 전형적인 DVT 증상을 보인다.

정신증상

PTE는 호흡곤란 및 호흡항진과 연관된 불안이라는 의미심장한 정신증상 하나를 만들어내는 것으로 보인다. 부러진 뼈에서 골수가 흘러나와 막을 때처럼 두터운 색전으로 섬망과 혼수상태가 뒤따르기도 한다.

평가

흉부 엑스레이는 PTE의 감지하기 어려운 증거를 보여주기도 하나 결정적인 진단은 쉽지도 저렴하지도 편안하지도 않은, 조영제를 이용한 정맥조영술(dye contrast venography)을 통한다. 통상적인 실험실 연구는 도움이 되지 않는다.

예후

의학의 힘을 빌려야 할 만큼 충분히 오래 산 환자에게 있어 예후는 꽤 좋다. 그러나 열 명 중 한 명 정도는 그리 운이 좋지 못하다. 앞서 말한 대로 대부분은 자신이 위험에 처했는지조차 깨닫지 못한다.

류마티스성관절염 (Rheumatoid Arthritis)

발생빈도	발병 연령	성 별	의 뢰
흔함	30~40대	여성에게 더 많음	류머티즘전문의
정 체	결합조직에 영향을 주는 면역질환		
신체증상	피로, 무기력, 식욕부진, 관절종창		
정신증상	우울증, 정신병		

　정신질환의 세계에서 류마티스성관절염(RA)은 약간 사기 같다. 비교적 최근인 한 세대 전만 해도, 류마티스성관절염은 고전적인 심신(psychosomatic) 장애의 하나로 간주되었다. 많은 의사들은 고통과 쇠약 증상의 발현 단계를 설정하는, 환자의 성격 안에 있는 어떤 요소가 RA를 초래하거나 최소한 악화시킨다고 믿었다. RA의 기초증상이 우울증과 기타 정신장애라는 믿음도 널리 퍼져 있었으나 현재는 의문시되고 있다.

　끝없는 것처럼 보이는 면역 관련 장애 가운데 하나인 RA의 실제 원인은 여전히 불명이다. 유전적 소인을 지니고 있기는 하나 헤르페스 바이러스 같은 감염 물질에 의해 촉발되기도 한다. 남성에 비해 여성에게 (3:1의 비율로) 더 많고 초기 성인기에 시작된다. 노인에게 처음 나타나는 경우 성비는 그리 극단적이지 않다. 10대와 더 어린 아동을 공격하는 청소년형 RA도 존재한다. 모든 인종과 전 세계 사람들에게 고루 발병하며 세계 전체 인구의 1%가량이 환자이다.

신체증상

　RA를 관절염의 또 다른 유형으로 여기는 경향도 있지만, 사실은 여러 기관계에 영향을 미치는 전신성 질환이다. 초기 증상은 서서히 시작되는데 피로, 무력감, 희미한 고통, 식욕상실이 일반적이다. 의사가 진단을 내리는 데 혼란스러울 수 있는 몇 주에서 몇 개월 뒤에 전형적인 관절종창(joint swelling)과 통증이 시작되는데, 그러면 수수께끼가 풀리게 된다.

일반적으로, 중수수지관절(knuckles)과 근위지절간(proximal interphalangeal; PIP)관절—중수수지관절 넘어 첫째 손가락 관절—이 처음 걸리는 부위이다. 손가락 끝 관절—원위지절간관절(distal interphalangeal joints)—은 걸리지 않는데, 그 이유는 신만이 안다. 관절에 통증과 경직이 생기는데 잠자리에서 일어났을 때 특히 그렇다. 움직이면 통증이 더 심해지고 시간이 지나면서 부어오른다. 수년 후, PIP 관절은 부푼 상태 그대로 남게 된다. 중수수지관절은 심하게 악화되어 손가락들이 팔꿈치를 향해 엄지손가락으로부터 멀어질 수도 있다[척측변위(ulnar deviation)라 한다]. 손목, 발목, 팔꿈치, 무릎 등 다른 관절도 영향을 받는다. 무릎 같은 커다란 관절의 경우 손을 대면 따뜻하게 느껴지기도 한다.

환자는 관절통뿐 아니라 호흡곤란, 체중 및 근육 부피 감소를 호소하기도 한다. 일부 환자에게는 고열이 나타난다. 환자의 4분의 1이나 그 이상에게는 소결절이 팔꿈치나 신체의 다른 부위에 형성된다. 골다공증(골밀도가 감소된 상태로 골절의 위험이 높아진다.)은 흔하다. 어떤 환자에게는 대장염(colitis)이 나타나기도 한다.

정신증상

RA 환자 가운데 다수—아마 거의 반수—는 우울증에 걸린다. 일단 기저상태의 병리와 특정하게 관련된 것으로 보이는 이 기분장애는 심한 만성질환의 측면에서 이해가 가능하다. 환자들은 가족의 짐이 될까 두려워하고, 일을 할 수 없게 되어 청구서를 결제하지 못하게 되는 것은 아닌지, 심지어는 자거나 성관계를 즐기지 못하게 될지 걱정하기 때문이다. 경증의 환자가 정신병을 보이는 경우도 있지만 그런 일은 매우 드물다. 사실상 병 자체와는 무관하게, 오히려 스테로이드 같은 약물 사용의 결과로 발생할 가능성이 매우 높다.

평가

환자 대부분은 항체에 의한 혈중 류마티스인자(RF) 수준이 높다. 그러나 신체증상은 아주 전형적이어서 진단은 병이 진행돼 가면서 명백해진다.

예후

예후는 경우에 따라 매우 다르다. 어떤 환자는 빠르게 악화되고 무력화된다. 대부분은 몇 년이 지나도 여전히 활동 가능한 상태로 남는다. 그러나 점차로 나빠져 몇 년이나 몇 십 년 후가 되면 대부분은 정상적인 생활이 불가능해진다. 기대수명이 평균적으로 길게는 7년 정도 줄어든다.

겸상적혈구빈혈 (Sickle-Cell Disease)

발생빈도	발병 연령	성 별	의 뢰
빈번	초기 아동기	같음	혈액내과전문의
정 체	열성 유전자가 흑인의 적혈구 기형을 초래한다.		
신체증상	심한 통증 에피소드, 피로, 야뇨증		
정신증상	우울증, 약물 의존, 정신지체		

어떤 유전적 장애는 참혹한 피해를 초래하지만 전체 인구 대비 많은 수가 그 장애를 지니고 있다. 이런 현상이 가능하려면, 병의 증상을 만들기에는 너무 적은 유전자나 유전자들은 세대를 거쳐 살아남기 위해 그것을 지닌 사람에게 어떤 선택 이익을 주어야 한다는 추정을 할 수 있다. 정신건강 분야에서 일하는 사람들은 조현병의 경쟁우위 같은 것을 찾기 위해 (수년간 별다른 성과 없이) 많은 공을 들여왔다. 그러나 다년간, 겸상적혈구빈혈의 특질이 그 자체로 유지되어 온 이유가 알려져 왔는데 그 답은 말라리아이다.

겸상적혈구빈혈은 아프리카계 미국인의 8%가량에게 나타나는 헤모글로빈의 열성 유전자에 의해 대물림된다. 그 유전자에 대해 이형접합체(heterozygote) 유전자를 가진 사람들(그들은 하나의 비정상 유전자와 하나의 정상 유전자를 갖는다.)은 아프리카 여러 지역의 풍토병인 열대열말라리아(falciparum malaria)의 감염에 저항하는 혈중 헤모글로빈을 갖게 된다. 말라리아에 저항하는 데 있어, 이형접합체 유전자를 가진 사람은 복제된 겸상적혈구 유전자를 전혀 갖지 않은 사람에 비해 경쟁우위를 갖는다. 이것이 그들이 영속되는 이유이다. 그러나 1,000명의 아프리카계 미국 어린이 중 약 한 명의 비율로 나타나듯, 한 사람이 두 개의 복제를 물려받을 때는 처참한 결과가 생긴다.

문제는 적혈구의 모양으로부터 발생한다. 정상적인 적혈구는 양면이 오목한 접시(실제로 구멍이 없다는 것을 제외하면 구멍 튜브처럼 보인다.)처럼 묘사된다. 이 모양 덕분에 산소를 필요로 하는 신체의 세포로 산소가 쉽게 이동한다. 심장에 의해 적혈구가 폐에서부터 몸으로 또 그 반대로 나아가게 될 때, 그 양면이 오목한 모양 때문에 적혈구는 여행 중에 반드시 통과해야 하는 작은 모세혈관에 걸리지 않을 정도로 충분히 유연해지는 것이다. 그러나 겸상적혈구가 자신의 산소를 포기하는 경우, 그 모양은 받침접시처럼 뒤틀리게 된다. 현미경을 통해 확대해 보면 낫(sickle)의 날처럼 보여 그런 이름을 얻게 되었다. 이 모양은 견고해서 혈관에 걸리게 된다. 혈전, 경색, 조직괴사가 뒤따른다.

신체증상

가느다란 혈관이 간헐적으로 고통스럽게 막히는 겸상적혈구 위기가 가장 명백한 증상이다. 고통은 몸의 어느 부위에서도 발생할 수 있으나 복부, 등, 가슴 그리고 관절에서 가장 흔하게 나타난다. 몇몇 촉발요인—감염, 덥거나 추운 날씨—이 이런 갑작스런 에피소드를 유발할 수 있다. 개인에 따라 위기는 자주 발생하기도 하고 긴 간격을 두고 나타나기도 한다.

정상적인 적혈구의 수명은 120일인 데 비해 겸상적혈구는 약 15일에 불과하므로 환자는 흔히 빈혈이 되고 만성피로를 호소한다. 많은 어린이 환자가 밤에 오줌을 싼다. 혈액 공급이 반복적으로 방해를 받아 성인에게 심장, 폐, 신장 혹은 간의 부전 증상이 나타날 수 있다. 이밖에도 환자는 만성피부궤양, 뼈의 감염(때때로 엉덩이뼈 골절로 이끄는), 다양한 시력소실의 원인, 남자의 경우 지속발기(지속적인 발기를 동반하는 음경의 갑작스럽고 고통스런 울혈)의 위험에 노출된다. 작은 뇌동맥에서의 겸상적혈구화로 발작이나 반복되는 뇌졸중이 생길 수 있다.

정신증상

심각하고 만성적인 아동 질환이 모두 그렇듯, 우울증과 사회적 문제가 겸상적혈구빈혈 환자에게 흔하다. 반복되고 심하게 고통스러운 발작은 마약에 대한 의존이나 약물 추구 행위로 이어질 수 있다.

또 환자의 약 5%는 지적 발달 손상으로 고통 받는다.

평가

겸상적혈구 위기는 충수염(appendicitis), 폐렴 혹은 관절염 같은 기타 장애와 흡사하여 흑인 환자를 치료할 때는 언제나 유의해야 한다. 비록 일상적인 혈액 도말표본이 겸상적혈구 형태를 드러내기도 하지만 특별한 유발검사가 필요할 수도 있다.

예후

어려서 사망할 확률이 여전히 높지만, 많은 환자가 성인이 될 때까지 생존한다. 평균 사망 연령은 현재 40대 중반이다. 겸상적혈구 특징(유전자 단 하나의 복제와 병 없음)을 지닌 사람은 정상적인 기대수명을 가지며 입원율이 높지 않고 유전적 상태로 인해 단지 드물게 불편을 겪는 정도라는 점에 주목하라.

수면무호흡증 (Sleep Apnea)

발생빈도	발병 연령	성 별	의 뢰
흔함	보통 40세 이후	남성에게 더 많음	호흡기내과전문의
정 체	수면 중에 발생하는 반복되는 호흡정지로, 잠재적으로 치명적임		
신체증상	코골이, 아침 두통		
정신증상	불면증, 주간 졸음, 우울증, 흥분, 집중력 저하		

코골이는 코메디 작가와 만화가에게 아주 요긴한 소재이다. 창문이 덜거덕 거릴 정도의 콧소리와 그에 신경이 거슬린 배우자의 모습은 농담이 통용되는 곳이라면 세계 어디에서든 유머감각을 자극해왔다. 그러나 코골이의 한 원인은 전혀 웃기지 않다. 우울증, 치매, 죽음과 연관되어 있기 때문이다.

수면무호흡증 환자는 수면 중에 호흡을 멈춘다. 이런 규칙적인 호흡 정지는 10~60초 정도 지속되고 밤마다 열 번 정도 발생한다. 가장 흔한 수면무호흡증의 유형을 보면, 환자는 입과 목구멍의 조직이 원인이 돼 들어오는 공기를 부분적으로 막는, 오랜 코골이 내력을 가지고 있다. 수면무호흡 에피소드 동안에는 완전히 막힌다. 환자의 가슴은 숨을 들이마시기 위한 노력으로 부풀어 오른다. 결국 차단은 해제되고 그 후 또 한 번의 커다란 코골이가 규칙적인 호흡을 예고한다. 몇 분 후 그 전체 과정이 반복된다. 수면무호흡 중에는 혈중 산소가 떨어지고 수면 수준에 혼란이 올 수도 있다.

그에 비해서는 덜 흔한, 중추성수면무호흡증 유형(central type of sleep apnea)을 지닌 환자들은 코를 골지는 않지만 호흡을 하려는 어떠한 노력도 중단한다. 중추성수면무호흡증을 보이는 남성은 특히 과면증(hypersomnia)을 호소하기도 한다. 이 유형의 수면무호흡증을 지닌 여성은 불면증을 호소하는 경우도 있다. 왜 남성과 여성 간에 이런 차이가 존재하는가 하는 문제는 내 능력의 범위를 벗어난다.

전체 인구의 1%에서 10% 사이의 사람들이 수면무호흡증에 걸린다. 특히 40세 이후에 생기는 것으로 보인다. 남성에게 훨씬 많지만(대략 20대 1의 비율로) 폐경 이후에는 여성비율이 증가한다. 코고는 사람 대부분은 수면무호흡증을 지니지 않고 있다는 점에 주목하라.

신체증상

코고는 것 자체는 전혀 문제가 되지 않는다. 그러나 같은 침대에서 자는 사람, 룸메이트, 동거인 그리고 만화가들이 어찌됐든 믿는다면, 길 건너편의 이웃들에게는 심각한 문제가 될 수도 있다. 다수가 비만인 이런 환자는 고혈압이 있고 심박이 불규칙적이거나 느린 경우도 있다. 밤중에 땀을 흠뻑 흘리고 이불이나 같이 자는 사람을 차버릴 수도 있다. 어떤 사람은 발기부전과 아침의 두통을 호소한다. 야간뇨(nocturia; 소변을 보기 위해 밤에 잠자리에서 일어나는)가 흔히 나타난다. 야뇨증(enuresis)은 간혹 있는 증상이다.

정신증상

수면방해 때문에 낮 시간대의 졸음과 인지 손상(산만함, 기억 · 인식 · 지남력 문제 등)을 호소하게 된다. 뚱뚱하면서 낮에 졸기도 하는 환자의 증상은 간혹 피크위크증후군(디킨스의 〈The Pickwick Papers〉에 나오는, 잘 조는 뚱뚱한 소년에게서 따온)으로 불린다. 어떤 환자는 잠들 때 환각을 경험한다. 무호흡 기간은 심한 불안, 계속되는 우울증 혹은 흥분과 연관되기도 한다.

평가

전형적인 코골이 패턴에 대한 정보를 같이 자는 사람에게서 듣는 것이 가장 유용하지만, 수면다원검사(polysomnography)가 이 진단을 확인할 수 있다.

예후

가면 형태의 양압기(continuous positive airway pressure; CPAP)를 사용한 치료가 많은 환자를 호전시키고 심지어 목숨을 구하기도 한다.

매독 (Syphilis)

발생빈도	발병 연령	성 별	의 뢰
흔하지 않음	본문 참조	남성에게 더 많음	내과전문의
정 체	성적으로 전달되는 감염		
신체증상	경성하감(음부궤양, 1기), 발진(2기), 다수의 신경과적 문제(3기)		
정신증상	피로, 성격 변화, 기분장애, 정신병, 치매		

어느 날 아침, 간밤의 샴페인에 거나하게 취한 랜돌프 처칠―훗날 윈스턴 처칠의 아버지가 되는―은 옆에 있던 뻐드렁니 노파가 깨워 일어났다. 어떻게 그곳에 갔는지(혹은 무슨 일이 있었는지) 전혀 기억에 없었던 그는 놀라 달아났다. 의사가 처방해준 살균제에도 불구하고, 3주 후 그에게는 경성하감이라 알려진 음부궤양(매독의 첫 번째 단계)이 나타났다. 수년 후 그는 의회에 들어갔고 빠르게 승진을 거듭해 재무장관이 되었다. 그러나 45세의 나이로 죽을 때까지 랜돌프 처칠경의 삶은 영국으로부터 수상을 앗아갔을지도 모를 병의 고통과 굴욕에 의해 규정되었다.

병에 걸리고 10년이 되자, 그는 고열과 반복되는 두통으로 고생했다. 성격은 변했고 매사에 흥분하고 성마르게 굴었다. 이전에는 한시도 떨어져 있지 않았던 오랜 친구와 말조차 거의 하지 않게 되었다. 이런 증상은 심해졌다 나아지곤 했고, 그는 점점 더 괴상해지고 변덕스러워졌다. 하원에서의 그의 연설은 알아듣기가 어려워졌다. 편집증이 뒤따라 아내를 장전된 리볼버로 위협하기도 했다. 그는 자신을 런던에서 내보내기 위해 마련된 세계일주 여객선의 한 기항지에서 광포해져 한 상점의 물건 모두를 사버리기도 했다. 결국 치매에 걸리고 고통에 신음하면서 죽기 한 달 전 집으로 돌아왔다.

이 모든 고통의 원인은 트레포네마 팔리둠(*Treponema pallidum*)이라 불리는 작은 나선상균이었다. 습기 있는 조직에 번성하는 단세포 미생물로 한 사람에게서 다른 사람으로 성적 접촉을 통해 직접 전달된다. 페니실린은 병의 3기[여러 시대에 걸쳐 정신이상자의 매독성진행마비(general paresis), 마비성 치매증(dementia paralytica) 그리고 중추신경계매독(central nervous system lues)으로 불린]로 진행하는 사람의 수를 획기적으로 줄였다. 그럼에도 매년 전체 인구 10만 명 당 3명가량이 이 병에 걸린다.

신체증상

초기증상인 궤양성경성하감(ulcerous chancre)은 한두 달 이내에 두통, 고열, 피로, 목구멍의 따끔거림, 일반화된 피부발진(특히 손바닥과 발바닥에까지 퍼진 경우에 주목할 만한, 얼룩덜룩하고 붉게 일어난 발진) 그리고 부푼 림프절로 이어진다. 이런 증상이 수 주간 지속된 후 대략 10년 이상 추가적인 진행은 없으며, 항생제로 적절한 치료를 받지 않은 사람의 3분의 1가량에게서 신경매독(neurosyphilis)의 증상이 시작된다. 여기에는 다음과 같은 형태가 있다.

- **수막성매독(meningeal syphilis):** 감염 후 빠르면 1년 안에 발생하며 두통, 경부경직, 구역질, 구토, 발작이 생긴다.
- **수막혈관성매독(meningovascular syphilis):** 1~10년 후, 두통, 현기증, 불면증이 뇌졸중 증상에 앞선다. 이 형태는 흔하지 않다.
- **매독성진행마비:** 20년 후, 반사작용이 과도하게 활동적이 되며 눈의 동공이 빛에 반응하는 능력을 잃는다. 경련이 얼굴과 혀에서 나타날 수도 있다. 환자는 글을 쓰거나 분명히 말하는 것조차 어려워하기도 한다.
- **척수매독(tabes dorsalis):** 25년 이후의 장래에 척수에 생기는 미엘린 상실(따라서 기능의 상실) 때문에 어려움이 나타난다. 환자는 넓은 보폭 보행을 하는데 발을 옮길 때마다 철썩 하는 소리를 내는 특징이 있다. 반사 작용 및 배뇨 조절 기능의 상실, 발기부전, 다리에 생기는 전격적인 고통과 다른 감각(온도, 위치 등의)의 상실이 생기기도 한다. 관절은

너무 느슨해져 무릎이 정상적으로는 불가능한 방향으로 움직일 수 있다(샤르코관절).

장기간 치료받지 않으면 반수 이상의 환자에게 심장 및 대혈관 질환이 생긴다. 원발성매독(경성하감)의 발생률은 15세에서 34세 사이에 절정에 이른다. 신경매독의 발병연령은 초기 성인에서 중년 사이이다.

정신증상

세대를 거듭하는 동안, 신경매독은 대부분의 다른 정신증후군을 빼다 박아 위대한 모방꾼이라 불리고 있다. 초기 증상에는 피로, 건망증, 흥분, 성격 변화 그리고 경련이 포함된다. 랜돌프 처칠처럼, 치료받지 않은 채 방치된 불행한 사람은 누구라도 악화되는 판단력, 병식 상실, 망상이나 환각으로 고통 받을 수 있다. 예전에 이 천벌의 고전적 증상으로 간주된, 조증으로 인한 과대사고(manic grandiosity)는 지금은 드물다.

신경매독의 청소년형 역시 존재하는데, 잉태 기간 중 어머니로부터 태아에게 전달된다. 이런 어린이는 인지 손상, 발달 지연 그리고 퇴행 행동으로 고통받을 수 있다.

평가

진단은 혈청선별검사[이전에는 바서만(Wassermann) 반응시험이라 했던 것으로 현재의 VDRL(Venereal Disease Research Laboratory) 검사]로 이루어지고 더 결정적인 매독형광항체흡수검사(FTA-ABS)가 뒤따른다. 일부 환자는 심지어 치료 후에도 거의 평생 동안 혈청반응 양성으로 남게 된다.

예후

크랙 코카인을 목적으로 한 성매매가 어떤 인구집단[특히 이너 시티(inner cities; 주로 도심의 공동화로 인해 거주 환경이 악화되는 곳—역주)에 거주하는 젊은 흑인 같은]에게서 치료받지 않은 초기 매독(기타 성 관련 질병뿐 아니라)이 증가하는 원인이다. 감염되는 사람 가운데 대략 10%에 이르는 치료받지 않은 사람에게서 신경매독이 나타난다.

페니실린 덕분에 신경매독은 현재 그리 흔하지 않다. 랜돌프 처칠, 스캇 조플린(1868~1917, 미국의 작곡가—역주), 그리고 프란츠 슈베르트를 죽음으로 내몬 작은 미생물은 이 불행한 숙주를 발작, 치매, 무언증 그리고 사망에 이르기까지 쫓아다닌다. 그러나 신경매독의 정신증상이 나타난 후라도, 일상적인 활동을 판단하고 수행하는 능력은 호전될 수 있다.

전신성감염 (Systemic Infection)

발생빈도	발병 연령	성 별	의 뢰
흔함	모든 연령	남성에게 더 많음	내과전문의
정 체	머리 외부에 생기는 감염에 의해 뇌가 영향 받음		
신체증상	고열, 구역질, 구토, 설사, 복부 통증, 기침, 고통스런 호흡, 황달, 발진, 가려움, 음부 분비, 통증		
정신증상	섬망, 불안, 경미한 우울증		

뇌에 직접 영향을 줄 수 있는, 머리 안에 생기는 감염은 극단적으로 심각하나(이 책의 다른 절에서 다룬다.) 다행스럽게도, 상대적으로 그리 흔하지는 않다. 한편, 신체 다른 부위에서 비롯된 감염은 꽤 흔해 모든 사람들에게 이따금 생긴다. 일반적으로는 이로 인해 정신증상이 나타나지는 않는다. 정신증상은 특히 뇌가 취약한 환자—아주 어리거나 아주 나이가 많은—에게서 흔하게 발견된다. 정맥주사 약물 사용자는 전신성 박테리아와 바이러스 감염에 특히 취약하다. 해외 여행자는 특히 장내 기생충 감염의 위험이 높다.

신체증상

물론 증상의 수와 종류는 주로 감염 매개물과 그것이 공격하는 신체 부위에 따라 다르다. 상대적으로 더 흔한 증상을 중심으로 기술하고자 한다.

일반화된 증상

이런 증상은 어느 하나의 기관계와 배타적인 관계를 가지고 있지는 않다. 고열은 감염 매개물에 따라 급속히 아니면 점차적으로 시작될 수 있다. 고열은 많은 감염과 더불어 발생하지만 박테리아가 혈류에서 확산될 때 특히 패혈증

(septicemia)과 함께 나타난다. 심하고 덜덜 떨리는 오한(티푸스의 발병에서처럼)을 초래하기도 하는 고열은 흔히 심박과 호흡 같은 기타 신체 프로세스의 속도를 높이기도 한다. 결핵 등의 일부 질환에서, 고열은 두드러지지 않을 수도 있다. 고열이 탈수로 이어지면 갈증이 뒤따른다.

위장(gastrointestinal)증상

구역질과 구토는 상부 소화관 감염에서 자주 나타난다. 장내 기생충과 일부 박테리아는 종종 설사를 유발하는데, 묽은 경우가 많으나(시겔라, 콜레라) 간혹 피가 섞이기도 한다. 환자가 체액을 충분히 빨리 대체할 수 없는 경우, 계속되는 설사는 결국 무력감과 무기력을 만들어내는 탈수로 이어진다. 설사로 장의 투과성이 높아지면서 복막의 농양으로 인한 복부 통증이 생기기도 한다. 뇌수막염의 흔한 원인인 수막구균(meningococcus)에 기인한 패혈증을 동반하면서 혈압이 떨어질 수도 있다. 단핵세포증가증(mononucleosis) 때문에 목구멍이 따끔해진다. 직장이나 항문이 감염되면 배변 시 후중(tenesmus)이라 불리는 고통스러운 긴장이 생기기도 한다.

심폐증상

폐가 감염된 환자는 일반적으로 기침을 한다. 기침은 건조할 수도, 가래가 나올 수도 있다(결핵). 가스 교환에 문제가 생기면 호흡이 빨라지며 숨 쉬는 것처럼 단순한 행위도 고통스러워진다[늑막염성동통(pleuritic pain)].

피부증상

폐렴 같은 감염이 폐에서 공기 교환을 방해할 때, 피부는 자줏빛으로 변할 수 있다(청색증). 만일 간이 연관되면, 간염에서처럼, 간이 정상적으로 배출하는 부산물이 피부를 포함한 다른 기관에 축적된다. 그러면 피부는 노란색을 띠게 되고 황달이 된다. 이 밖의 색 변화에는 피부가 전반적으로 붉어지는 현상, 패혈증과 함께 발생하는 자주색 병반 그리고 홍역의 병반으로부터 로키산홍반열(Rocky Mountain spotted fever)의 연필로 찍은 점 모양을 한 점상출혈

(petechiae)에 이르는 다양한 발진이 포함된다. 피부의 탈수 징후에는 땀의 감소와 조직 팽창의 상실(즉 뻣뻣함—시든 양상추를 떠올려 보라.)이 포함된다. 어떤 피부 병변[음부단순포진(genital herpes)]은 가려움증을 유발한다.

비뇨생식기증상

비뇨생식기 감염은 음경이나 질로부터 고름이 배출[예: 임질(gonorrhea)]되는 것으로 감지되기도 한다. 그러면 배뇨 같은 단순한 행위도 고통이 될 수 있다. 여성은 난소나 나팔관의 감염으로 복부 통증을 겪을 수도 있다. 남성은 고환의 통증을 호소하기도 한다. 비록 질감염이 성교통을 일으킬 수 있다 해도, 원인은 보통 다른 데 있다.

정신증상

감염성 질환을 가진 상태에서 며칠 동안의 기분저하는 꽤 흔하지만(지난 번 당신이 독감을 앓았을 때 어떤 느낌이었는지 기억해 보라.), 주요 우울 에피소드로 진단할 만큼 심한 우울증상은 흔하지 않다. 호흡곤란을 겪는 환자는 불안이나 심지어 공황증상까지 경험하기 쉽다. 초조로 진행되는 불안이 티푸스와 함께 보고되고 있다. 그러나 특히 패혈증이나 고열을 유발하는 전신성 감염을 동반하는 경우 섬망은 상대적으로 흔하며, 심하면 환각이 두드러질 수도 있다. 이는 환자가 병원을 찾는 계기가 되기도 한다. 노인들은 신체증상 없이 단지 섬망 같은 정신증상만을 보이는 폐렴에 걸리기도 한다.

최근에 연쇄상구균감염과 연관된 자가면역장애를 지닌 어린이들에게서 틱과 강박증상이 발견되고 있다. 이 상태는 연쇄상구균감염과 연관된 소아 자가면역신경정신장애(pediatric autoimmune neuropsychiatric disorders associated with streptococcal infections), 즉 PANDAS라 명명되었다.

평가

감염 부위에 따라 신체검사, 엑스레이, 백혈구 수 집계, 침입 미생물 배양 등의 방법을 활용한다.

예후

병원균의 발병력, 진단의 신속성, 적절한 항생제 치료의 유용성, 환자의 나이 그리고 기타 질환의 존재에 따라 뚜렷이 가변적이다. 적절히 치료받지 않는다면 패혈증은 종종 치명적이다. 다행히도 거의 대부분의 전신성감염은 자기제한적이어서 아스피린 복용과 하루 이틀 일을 쉬는 것으로 호전되는 경우가 많다.

전신성홍반성낭창 (Systemic Lupus Erythematosus)

발생빈도	발병 연령	성 별	의 뢰
빈번	가임기	여성에게 더 많음	본문 참조
정 체	자신의 세포에 대한 항체가 광범위한 증상을 초래한다.		
신체증상	근육 및 관절통, '나비' 발진, 피로, 고열, 식욕부진, 체중감소, 구역질, 설사, 기침, 고통스러운 호흡, 무력감, 창백함		
정신증상	심한 우울증, 섬망, 치매, 정신병		

전신성홍반성낭창(SLE)은 드물다고는 할 수 없지만—10만 명의 미국인 중 50명 정도가 걸린다.— 그다지 일반인에게 익숙한 질병도 아니다. 널리 알려진 류마티스성관절염, 중증근무력증, 다발성경화증과 같은 군에 속한다. 이런 장애는 신체가 자기 세포의 구성 요소에 대해 항체를 형성할 때 나타나기 때문에 자가면역 반응이라 불린다. 이런 질환 가운데 SLE는 피해의 정도와 증상의 다양성에서 주목할 만하다.

주로 가임기 여성들이 걸리므로(노년 여성에 비해 세 배가량 흔하다.) 호르몬이 그 발현에 부분적인 역할을 하는 것으로 보고 있다. 그러나 가계 안에서 대물림되기도 하며 유전적 관련성이 입증되고 있다. 흑인과 아시아인이 백인에 비해 더 잘 걸리는 것으로 보인다. 일부 학자들은 햇빛, 머리 염색약, 알팔파 싹을 비롯한 다양한 환경적 촉진요인들의 연관성을 보고하고 있다. SLE는 상당한 주의를 요하는 질환이다.

신체증상

거의 모든 환자가 근육 및 관절통을 호소한다. 손목, 무릎 그리고 손가락(손가락의 마지막 관절은 덜하다.) 통증이 환자 대부분에게 나타난다. 그러나 이 병의 가장 뚜렷하고 특징적인 징후는 환자의 약 반수에게서, 코를 교차해 양 볼 위에 '나비' 모양으로 나타나는 발진이다. 이 발진은 빛에 노출될 때 악화된다.

환자는 피로를 호소하고 고열과 식욕 및 체중감소를 보이기도 한다. 일부는 구역질과 설사를 한다. 흉부감염에 시달리는 경우는 호흡곤란, 기침, 호흡 시의 고통이 나타나기도 한다. 빈혈로 인해 무력하고 창백해지는 경우도 흔하다.

SLE와 연관된 많은 합병증 가운데 유산(miscarriage)이 가장 흔한데, 임신부의 3분의 1 이상에게 발생한다. 신부전, 간부전 혹은 뇌졸중이 다른 환자의 운명이 될 수 있다. 약 20%가 발작을 겪는다.

정신증상

대부분의 SLE 환자들은 언제가 됐든 정신적으로 영향을 받는다. 어려운 것은, 아무도 정신질환이 병 자체에 의해 초래되는지 아니면 그 치료에 사용되는 스테로이드 같은 약물에 의한 것인지 확신하지 못한다는 점이다. 어쨌든 반수에 달하는 환자는 심한 우울증 증상을 보일 수 있다. 다수는 약간의 인지장애 증상을 나타낼 수 있는데, 신체적인 합병증과 연관된 섬망인 경우도 있으나 기억이나 언어에 생긴 상대적으로 미묘한 문제일 가능성이 훨씬 높다. 소수의 환자는 실제로 치매가 된다. 정신병은 드물다고는 할 수 없는데, 병 때문인지 아니면 스테로이드를 사용한 치료에서 기인하는지는 명확하지 않다.

평가

SLE에게만 해당되는 것은 아니지만, 혈중 항핵항체(antinuclear antibodies; ANA)가 특징적으로 높다.

예후

SLE 환자에게는 신장 질환이 빈번하게 나타나기 때문에 신장전문의를 찾아가 보는 것이 바람직하다. 관절염증상이 두드러진 노인 환자는 류마티스전문의를 찾아가야 한다. 일부 10대 환자는 루푸스뇌염(lupus cerebritis)을 보이므로 신경전문의에게 의뢰해야 한다.

환자 가운데 25%가량은 장애가 없다시피 할 만큼 병이 경미하다. 전체적으로 3분의 2 정도가 10년 이상 살아남으나 누가 거기에 해당될지 처음에 예측하기는 어렵다. 장애는 흔하며, 정신증상이 있다는 점이 예후를 악화시킨다는 약간의 증거가 있다.

티아민결핍증 (Thiamine Deficiency)

발생빈도	발병 연령	성 별	의 뢰
빈번	노년	남성에게 더 많음	신경전문의
정 체	비타민 B₁의 부적절한 수준으로 인하여 많은 효소작용이 저해된다.		
신체증상	호흡곤란, 빈맥, 부종, 근무력증, 사지의 감각 변화, 안구진탕증, 주시마비, 보행곤란, 고열, 구토		
정신증상	불안, 섬망, 기억상실증		

    영양에 관한 정보가 풍부해지고 기본 식품에 비타민이 보충됨에 따라 선진 국에서는 괴혈병(scurvy)과 펠라그라 같은 비타민 결핍에 의한 재앙은 그저 기억에만 있을 뿐이다. 그러나 티아민(비타민 B₁) 결핍은 많이 감소하긴 했지만 오늘날 여전히 우리 곁에 남아 있다.

    곡물의 바깥층에는 특히 티아민이 풍부하다. 이는 통밀이 도정한 밀(만일 흰 밀가루에 영양이 보강되지 않았다면)보다 더 좋은 재료인 까닭이고 도정된(흰) 쌀을 먹는 개발도상국 사람에게 결핍 상태가 종종 발생하는 이유이다. 알코올 에는 특히 티아민이 거의 없기 때문에 술을 지나치게 많이 마셔 거의 모든 열 량을 알코올로부터 얻는 사람들에게서 심각한 신경과적 증후군이 나타난다.

    우리는 서방사회에서 비타민 결핍을 만나보기 어렵다고 믿지만, 생각보다는 자주, 특히 노인들에게 발생한다는 것을 보여주는 몇몇 증거가 있다. 알코올 중독이 티아민결핍의 주된 원인이기 때문에 여성에 비해 남성이 더 큰 위험에 노출돼 있다.

신체증상

티아민결핍 환자는 심장 증상이나 신경과적 증상을 보이기도 한다. 대부분의 환자는 모두를 조금씩 갖게 된다.

심장병 증상에는 상대적으로 작은 움직임에도 숨이 차고[운동시호흡곤란(dyspnea on exertion)] 심장박동이 빨라지며 사지가 붓는 증상(dependent edema; 의존부부종)이 포함된다. 티아민결핍의 다른 증상으로는 무력감, 구역질, 근육통이 있다.

신경계 질병['건성각기병(dry beriberi)']에는 말초신경병증, 베르니케증후군(Wernicke's syndrome), 코르사코프증후군(Korsakoff's syndrome)이 있다. 세 번째 것은 정신증상에서 다룰 것이다.

환자의 80%가량은 '사지 원위부의 대칭적 말초신경병증(symmetrical peripheral neuropathy of the distal limbs)'을 보인다. 이는 양측에서 거의 같이 발생하는 손, 발, 팔뚝 혹은 하퇴의 근무력증 및 감각 변화(얼얼함, 콕콕 쑤시는 듯한 감각)로 바꿔 말할 수 있다.

베르니케증후군(베르니케뇌병증으로도 알려진) 환자는 일반적으로 고열 및 구토 증상을 보이기도 하나 그 신경과적 증상은 매우 독특하다. 거의 언제나 안구를 움직이는 근육이 부분적으로 마비된다는 사실 때문에 정확하게 진단하기 쉽지 않은 안구진탕증(안구가 앞뒤 방향으로 빠르게 진동하는 증상)이 생긴다. 그 결과 머리 전체를 돌려야만 옆을 볼 수 있게 된다. 걸음걸이도 영향을 받는데, 때로는 도움 없이는 전혀 걸을 수 없는 지경에 이른다.

정신증상

자주는 아니지만, 급격히 진행하는 각기병성심장병(beriberi heart disease) 때문에 호흡곤란을 경험하는 환자는 갑자기 불안하고 초조해지기도 한다. 훨씬 더 가능성이 높은(흔하지 않다는 것은 여전히 분명하지만) 증상군은 급성 베르니케증후군을 동반한 섬망이다. 이런 환자는 주의력이 손상되고 지남력을 상실하며 무기력하고 무감정하다. 그들은 말이 거의 없으며 기억력이 저하된다.

섬망과 급성 베르니케증후군의 신체증상이 사라져 가면서, 일부 환자는 코르사코프증후군의 특징인 분명한 기억 상실에 점차 굴복한다. 과거 사건에 대해서도 약간의 기억 상실이 있기는 하지만, 가장 인상 깊은 것은 순행성기억상실증—새롭고 영구적인 기억을 형성하는 능력의 상실—이다. 이런 환자는 바로 몇 초전에 발생했던 것에 대해 얘기하는 것은 가능하나 그 기억을 몇 분 이상 유지할 수 없다.

여기 고전적이고 심한 기억상실증에 대한 묘사가 있다. 누군가 방 안에 들어와 그 환자와 얘기 한 후 떠나서 불과 몇 분 후에 돌아온다. 그러나 방금 만나고 대화했다는 사실을 기억 못하는 환자는 기꺼이 전체 대화를 다시 하려고 한다! 코르사코프 환자는 시간과 장소에 대한 지남력을 상실해 자신이 처한 상황을 이해할 수 없다(예: 병실을 도서관으로 오인할 수도 있다). 병의 초기에는 기억 때문에 생기는 어려움을 위장하기 위해 간혹 이야기를 지어내기도 한다. 그러나 코르사코프 환자는 치매 진단을 받을 만큼의 어떠한 실행증, 실인증 혹은 실행기능의 곤란(DSM-Ⅳ는 이 상태를 건망장애라 부른다.)도 보이지 않는다.

평가

중추신경병리 확인에 있어 신뢰도가 높은 현대적인 CT 스캔과 MRI로도 베르니케-코르사코프병이 완전히 정상으로 나타나는 경우가 있다. 어쨌든 결정적인 진단을 기다리며 치료를 연기하는 경우, 검사 결과는 너무 늦을 수도 있다. 이것이 결핍에 대한 희미한 의심만으로도 주사를 통한 티아민 치료를 즉시 시작해야만 하는 이유이다. 그러므로 알코올중독증 환자는, 정말 필요하든 그렇지 않든 간에, 대용량의 비타민 치료를 정기적으로 받아야 한다.

예후

심장병이 심하고 급성일 때, 환자는 갑자기 숨이 가쁘고 초조하며 불안해진다. 비타민대체요법을 통한 회복이 매우 놀랄 만한 것이긴 해도, 치료가 지연되면 몇 시간 내에 뇌출혈로 사망하게 된다. 입원환자의 거의 5분의 1이 사망하며 많은 생존자들이 비틀거리지 않고 걷는 능력을 회복하지 못한다. 코르사코프 환자들은 전혀 회복되지 않는다고들 하지만, 사실상 반 정도는 회복된다. 먼 과거와 현재의 작게 쪼개진 조각 사이를 잇는 모든 연결은 영원히 사라졌음이 틀림없을 어떤 사람의 외피를 뒤에 남긴 채, 나머지 사람들에게서 작화증은 점차 감소한다.

윌슨병 (Wilson's Disease)

발생빈도	발병 연령	성 별	의 뢰
흔하지 않음	10대~초기 성인	같음	신경전문의
정 체	유전적 원인으로 간이 구리를 배출하지 못함에 따라 독성 물질이 축적된다.		
신체증상	구음장애, 경련, 경직(spasticity), 강직(rigidity), 침 흘림, 삼키기 어려움, 근긴장이상(dystonia)		
정신증상	성격 변화(흥분, 탈억제), 우울증, 정신병, 인지장애		

구리로 된 팔찌를 차는 것으로 관절염을 피하려고 하는 사람이 아니라면, 그 물질을 건강과 관련지어 생각하는 사람은 거의 없을 것이다. 그러나 윌슨병[간 렌즈핵변성증(hepatolenticular degeneration)이라고도 알려진]에 걸린 신체 는 구리를 배출하는 데 어려움을 겪는다. 선천적인 대사 이상으로 구리가 간, 뇌 그리고 눈에 축적되어 이 상염색체의 열성 유전자를 물려받은 극소수의 사 람들에게 참혹한 피해를 준다. 주로 젊은 사람들이 걸리는 병으로 첫 증상은 늦으면 40대에도 나타날 수 있지만, 평균 발병 연령은 10대이다. 모든 인종에 영향을 준다. 환자들의 부모가 근친관계라는 보고가 종종 있다. 3만 명 중 약 한 명이 걸린다.

신체증상

주된 대사 결함의 부위에 따라, 간경변 아니면 급성이나 만성 간염 형태를 취하는 간손상이 간부전으로 이어져 이식이 필요하게 될 수도 있다. 그러나 대부분의 증상은 근육 증상이며 초기 증상은, 정신증상이 아닌 경우 신경과적 이다.

구음장애(dysarthria)가 초기 증상일 수도 있다. 또한 손과 팔에 경련이 나타나기도 한다. 이 경련은 환자가 쉬고 있을 때, 파킨슨병에서처럼 다른 손가락들과 엄지손가락이 서로 앞뒤로 움직이는 형태로 발생할 수도 있고 그 대신 기도진전—어떤 물체에 손을 대려고 하는 것 같은, 환자가 무언가를 하려고 할 때 발생하는—이 나타날 수도 있다. 어떤 환자는 팔꿈치를 구부린 채 새가 날갯짓하는 것처럼 팔을 위아래로 흔들기도 한다. 다른 흔한 운동증상에는 경직, 강직, 침 흘림, 삼키기 어려움, 근긴장이상이 포함된다. '비정상적인 근육긴장'을 뜻하는 근긴장이상으로 목이나 골반이 뒤틀린 움직임을 보일 수도 있다. 종종 환자는 고정된, 음울한 미소를 띤 것 같은 모습으로 입을 벌리고 있게 된다. 어떤 환자에게는 발작이 일어난다.

정신증상

윌슨병의 정신증상이 뇌에 축적된 구리가 독특하게 유발한 것인지, 아니면 병의 상태가 심각하고 몸이 쇠약해진 젊은 환자들의 단순한 반응에 불과한 것인지는 여전히 확실하지 않다. 3분의 2에 달하는 환자가 모든 신체적 혹은 신경과적 증상에 앞서 정신증상을 보인다는 사실 때문에 전자의 설명이 더 설득력을 얻고 있다.

성격 변화가 보고되고 있다. 흥분하고 쉽게 화내는 유형이 흔하지만 어떤 환자는 성(性)에 압도되어 정상적인 사회적 억제력을 상실한다. 기분장애(특히 우울증)가 흔하고 때로는 자살사고나 시도를 동반한다. 간혹 정신병(심지어는 조현병을 닮은)이 발견되기도 한다. 긴장증이 보고되고 있으며 적절한 치료로 회복이 가능할 수도 있는, 치매만큼 심각한 인지장애도 보고되고 있다.

평가

비정상 간기능 검사(간효소, 혈청 빌리루빈)가 전형적이다. CT 스캔과 MRI는 뇌 안에서 확장된 뇌실을 보여주기도 한다.

예후

초기 진단, 약물치료 그리고 낮은 구리 함유 식단 준수 등으로 삶의 질을 개선하고 증상 강도를 낮출 수 있다. 심지어 장기간의 치료로 인지장애 증상이 물러가기도 한다. 일부 환자는 최소한의 증상 및 장애만 지닌 채 수년 동안 사는 경우도 있다.

제3부
증상 요약

이 절은 앞서 언급한 증상들을 도표화한 것이다. 물론 어떤 증상은 다른 것들에 비해 훨씬 자주 발생한다. 표 안에 빈도(환자군에게는 결과적으로 중요한 특징이지만 따로따로 오직 한 명의 환자만을 고려할 때는 덜 중요한)는 표시하지 않았다. 나는 2부에서 각 진단의 논의를 시작하는 간단한 표 안에 포함될 만큼 충분히 중요한 것들만이 아니라 본문에서 언급된 '모든' 증상을 포함시키려 노력했다.

환자들이 표나 본문에서 열거된 것보다 많은 기타 증상을 경험할 수도 있다는 점에 대해 주의하는 것 역시 중요하다. 내가 여기서 하고자 하는 바는 가장 흔하거나 가장 중요한 것들을 열거하는 일이다. 그러나 의료현장에서는 어떤 일도 가능하다는 것을 언제나 기억하기 바란다.

증상의 정의는 우리가 바라는 정도로 항상 엄밀하지는 않다. 흔히, 학자들은 같은 대상을 뜻하는 데 다른 용어들을 사용하기도 하고, 어느 경우에는 같은 용어가 다양한 의미를 갖는다. 후자에 해당되는 경우, 동의어를 사용함으로써 의미를 명확히 하도록 노력했다. 이 표 안에서 나는 몇 가지를 나타내기 위해 일상적으로 오직 한 용어만을 사용했다. 예를 들면, tiredness와 fatigue는 동의어로 사용되며 inattention은 poor concentration을, restlessness

는 agitation을 의미하는 식이다.

어떤 용어는 위치가 잘못된 것으로 보일 수도 있다. 예를 들면, 부종은 통상적으로는 심혈관증상이나 갑상선기능저하증에서도 발견된다. 초조는 일반화된 증상인가 아니면 기타 정신적(혹은 신경과적) 증상으로 평가돼야만 하는가? 무기력은 신체증상인가 아니면 태도에 더 가까운 문제인가? 근경직(muscle stiffness)은 근강직(muscle rigidity)에 비해 더 주관적으로 보이는 정도에 그치지 않는다. 근강직은 주동근과 길항근육군들(예: 팔의 이두박근과 삼두박근)이 동시에 서로 반대로 작동하고 있음을 의미하기도 하기 때문이다. 이러한 결정은 취향의 문제이다. 나는 몇몇 독자를 언짢게 할 만한 어떤 것이 이런 부분에 있지 않을까 추측한다.

도표

증상 요약

일반 및 시력	**238**
흉부 및 위장관	**240**
비뇨생식기 및 성(性)	**242**
피부	**244**
근골격	**246**
신경과 I	**248**
신경과 II	**250**
감정/행동	**252**
인지 및 성격	**254**

증상 요약: 일반 및 시력

	일반증상												눈/시력						
	만성질환	전중	발열	기미	해열	미열	몸살증	발한	식욕	체중 감소	체중 증가	부종	피로/권태	혼란성	근육 음돌증	운동항진	곡근 형상*	복시	시야미래
부신기능부전	∨	∨	∨		↑				∨										
에이즈	∨	∨										∨	∨						
고산병		∨	∨																
근위축성측삭경화증	∨	∨		∨															
항이노파리다	∨			∨	↑					↑			∨		∨	∨		∨	
뇌농양	∨						∨												
암	∨																		
유암종증후군			∨							↑									
신부정맥		∨								↑									
뇌졸중		∨								↓									
만성폐쇄성폐질환	∨	∨												∨					
울혈성심부전	∨	∨																	
크림토코커스증	∨	∨		↑						↑									
쿠싱증후군	∨	∨											∨						
청각소실													∨	∨					
당뇨병																			
간질																			
섬유근육통		∨	∨										∨						
두부외상		∨	∨		↓											∨			
헤르페스뇌염	∨																		
호모시스틴뇨증															∨				
헌팅턴병																			
부갑상선기능항진증	∨	∨	∨										∨		∨				
고칼슘혈증	∨	∨	∨		↑														
갑상선기능항진증	∨	∨	∨									∨	∨				∨		

부갑상선기능저하증

감상선기능저하증

신부전

콜라인펠터증후군

간부전

라임병

메니에르증후군

폐경

편두통

승모판탈출증

다발성경화증

중증근무력증

신경피부장애

정신지약수두증

파킨슨병

펠라그라

악성빈혈

갈색세포종

폐렴

포르피린증

수술후상태

월경전증후군

프리온병

진행성핵상성마비

단백질에너지결핍증

폐색전증

류마티스성관절염

겸상적혈구빈혈

수면무호흡증

매독

전신성감염

전신성홍반성낭창

티아민결핍증

윌슨병

*인구톨충증, 인검지연, 주시, 눈검빽임 감소

증상 요약: 흉부 및 위장관

	호흡곤란	쌔근거림	객혈흉통	흉통	기침	통성	호흡음 감소	7고흡성음	잡음 청진시 이상호흡음과	객담성	구토	설사	변비	연하곤란	복부 통증	황달	복수	마른 구역	위장 출혈	불용 등
부신기능부전	✓										✓	✓								
에이즈	✓		✓	✓	✓					↑	↑	✓	✓				✓	✓		
고산병	✓										↑									
근위축성측삭경화증	✓									↑			✓	✓						
흉아노가리											↑	↑	✓							
뇌농양												✓								
뇌종양	✓									↑										
암				✓					어두움			✓						✓		✓
유암종증후군		✓																		
심부정맥																				
뇌졸중											←									
만성폐쇄성폐질환	✓		✓		✓					↑		✓								
울혈성심부전	✓	✓		✓		✓				↑	↑	✓								
크립토코커스증				✓							←									
쿠싱증후군																				
청각소실																				
당뇨병																				
건지														←						←
섬유근육통																				
두부외상									✓											
헤르페스뇌염																				
호모시스틴뇨증									✓											
헌팅턴병																				
부갑상선기능항진증	✓		✓	✓					✓	↑		✓						✓		✓
고혈압성뇌병	✓		✓	✓					✓	←		✓								
갑상선기능항진증	✓			✓						↑	←									

어두움 · 밝음

부갑상선기능저하증
갑상선기능저하증
신부전
클라인펠터증후군
간부전
라임병
메니에르증후군
폐경
편두통
솜모판틸증증
다낭성경화증
중증근무력증
신경피부장애
정상뇌압수두증
마린손병
펠라그라
악성빈혈
갈색세포종
폐렴
포르피린증
수술후상태
월경전증후군
프리온병
진행성핵상성마비
단백질에너지결핍증
폐색전증
류마티스성관절염
경상적혈구빈혈
수면무호흡증
매독
전신성 감염
전신성홍반성낭창
티아민결핍증
윌슨병

증상 요약: 비뇨생식기 및 성(性)

	비뇨생식기								성				
	배뇨 통증기	혈뇨	야간 곤란	배뇨 곤란	야뇨증	배뇨 곤란	요기 곤란	성욕 감퇴	발기, 사정 불능	발기 장애	월경	월경통	자궁기능부전
부신기능부전													
에이즈													
고산병													
근위축성측삭경화증													
항이뇨과다													
뇌농양										✓			
암										✓			
유암종증후군													
심부정맥													
뇌졸중													
만성폐쇄성폐질환									✓				
울혈성심부전									✓				
크립토코커스증								→		✓			
쿠싱증후군									✓				
청각소실													
당뇨병	✓								✓				
간질										✓			
섬유근육통										✓			
두부외상													
헤르페스뇌염		✓							✓				
호모시스틴뇨증													
헌팅턴병													
부갑상선기능항진증													
고칼슘혈증								→			✓		
갑상선기능항진증								→					

부갑상선기능저하증

갑상선기능저하증

신부전

클라인펠터증후군

간부전

라임병

메니에르증후군

폐경

편두통

승모판탈출증

다발성경화증

중증근무력증

신경피부장애

정상뇌압수두증

파킨슨병

뻴라그라

악성빈혈

갈색세포종

폐렴

포르피린증

수술후상태

월경전증후군

피리온병

진행성핵상성마비

반복장애에너지결핍증

폐색전증

루마티스성관절염

겸상적혈구빈혈

수면무호흡증

매독

전신성 감염

전신성홍반성낭창

티아민결핍증

윌슨병

242 · 243

증상 요약: 피부

	아무뇽	창백	가려움	발진	붉음	괴사	검푸름	빨갛게	창백	습진	습진	가려움	건조	두드러기	고름물집	감염증	발열	검붉음	빨갛게	붉음	발진	물집	발열	붉음	잠혈소변*
부신기능부전	∨			→																					
에이즈																					∨		∨		
고신병																									
근위축성측삭경화증																									
항이뇨과다																									
뇌농양																									
뇌종양																									
암																									
유암종증후군																									
심부정맥																									
뇌졸중																									
만성폐쇄성폐질환							∨			∨															
울혈성심부전							∨			∨															
크론토크라스증				↑					∨			∨	∨	∨											
쿠싱증후군																									
청각소실																↑									
당뇨병																									
간질																									
섬유근육통																									
두부외상																									
헤르페스노염																									
후모시스틴노증	기능									∨															
한틴틴병																									
부갑상선기능항진증																									
고칼슘혈노증																									
갑상선기능항진증	∨			기능												↑			∨						

부갑상선기능저하증

갑상선기능저하증

신부전

클라인펠터증후군

간부전

라임병

메니에르증후군

폐경

편두통

승모판탈출증

다발성경화증

중증근무력증

신경피부장애

정상뇌압수두증

파킨슨병

펠라그라

악성빈혈

갈색세포종

폐렴

포르피린증

수술후상태

월경전증후군

피리온병

진행성핵상성마비

단백질에너지결핍증

폐색전증

류마티스성관절염

겸상적혈구빈혈

수면무호흡증

매독

전신성 감염

전신홍반성낭창

티아민결핍증

윌슨병

기능

*유경성종양(pedunculated tumor), 가페오레 반점, 피지선종(sebaceous adenoma), 포도주색 반점

증상 요약: 근골격

질환명									
부갑상선기능저하증									
갑상선기능저하증			∨						
신부전	∨		∨						
클라인펠터증후군				∨	∨				
간부전		∨							
라임병		∨	∨	∨	∨				
메니에르증후군									
폐경	∨								
편두통		∨							
손모낭털종증									
다발성경화증									
중증근무력증									
신경파부정맥									
정신노업수두증									
파킨슨병			∨				∨		∨
펠라그라									
악성빈혈									
갈색세포종									
폐렴									
포르피린증									
수술후상태									
월경전증후군		∨	∨		∨		∨		
프리온병							∨		
진행성핵상성마비									
단백질에너지결핍증								∨	
폐색전증									
류마티스성관절염	∨		∨	∨		∨			
경상적혈구빈혈	∨		∨					∨	
수면무호흡증									
매독			∨			∨	∨		
전신성 감염									
전신성홍반성낭창			∨						
티아민결핍증			∨						
윌슨병									

질환 \ 증상	경련	인지결함	흉부통증	시력상실	설사	호흡장애	얼룩	마비	어지러움	기억상실	운동/근기능 저하	운동불능	발작	상하지 저하/관절	언어장애	착란	비뇨기장애/혈뇨	관절/인대손상
부신기능부전															✓			✓
에이즈						✓								✓				
고산병													✓	✓		✓		
근위축성측삭경화증			✓			✓	✓		✓							✓		
항이뇨과다	✓		✓			✓	✓						✓	✓		✓		
뇌종양	✓		✓			✓	✓						✓					
암																		
우암증후군																	✓	
심부정맥																		
뇌졸중	✓	✓		✓		✓	✓	✓	✓	✓				✓		✓	✓	
만성폐쇄성폐질환																		
울혈성심부전				✓														
크립토코쿠스증			✓					✓	✓	✓				✓				
쿠싱증후군																		
청각소실																		
당뇨병				✓	✓	✓			✓					✓				
간질	✓			✓					✓					✓				
석유근육통																		
두부외상	✓			✓			✓	✓	✓					✓				
헤르페스뇌염			✓	✓		✓	✓		✓				✓					
홍모시스틴뇨증				✓			✓											
헌팅턴병						✓							✓	✓				✓
부갑상선기능항진증		✓					✓											
고칼슘혈증		✓		✓			✓											
갑상선기능항진증																		

부갑상선기능저하증
갑상선기능저하증
신부전
클라인펠터증후군
간부전
라임병
메니에르증후군
폐경
편두통
습모반흑종증
다발성경화증
중증근무력증
신경피부장애
정상뇌압수두증
파킨슨병
펠라그라
악성빈혈
갈색세포종
폐렴
포르피린증
수술후상태
월경전증후군
프리온병
진행성핵상성마비
단백질에너지결핍증
폐색전증
류마티스성관절염
겸상적혈구빈혈
수면무호흡증
매독
전신성 감염
전신성홍반성낭창
티아민결핍증
윌슨병

248 · 249

증상 요약: 신경과 Ⅱ

	감각 저하	월경량 변화	감각 기능이상	감각 마비	이명	감각 저하	운동실조	감각 장애	두통	떨림	균형이상	보행장애	언어장애	감정변화	기억력장애	기억력저하	시야이상	저림 감각	마비	전신 무력감
부신기능부전																				V
에이즈					V				V										V	
고산병	V																			
근위축성측삭경화증				V					V										V	
항이뇨과다																	V			
뇌종양	V			V	V		V		V					V	V	V	V	V	V	
암		V																		
유방종종후군																				
심부정맥			V		V															
뇌졸중	V																			
만성폐쇄성폐질환									V											
울혈성심부전									V											
크립토코커스증					V															
구상종후군			V																	
청각소실				V																
당뇨병			V		V				V		V									
간질																				
섬유근육통																				
두부외상			V		V				V		V							V	V	
헤르페스뇌염																		V		V
호모시스틴뇨증																	V			
한틴틴병																				
부갑상선기능항진증			V		V				V											
고칼슘성혈증																		V		
감상선기능항진증																				

부갑상선기능저하증

갑상선기능저하증

신부전

클라인펠터증후군

간부전

라임병

메니에르증후군

폐경

편두통

승모판탈출증

다발성경화증

중증근무력증

신경피부장애

정상뇌압수두증

파킨슨병

펠라그라

악성빈혈

갑상세포종

폐렴

포르피린증

수술후상태

월경전증후군

프리온병

진행성핵상마비

다발질에너지결핍증

폐색전증

류마티스성관절염

겸상적혈구빈혈

수면무호흡증

매독

전신성 감염

전신성홍반성낭창

티아민결핍증

윌슨병

증상 요약: 감정/행동

	Klüver-Bucy	졸음	PTSD	자살사고(自殺)	표정의 저하	이식증/변태식욕증	과자식	불안	흥분	성욕감퇴	성욕불감	감정둔마*	우울	배회행동-강박행동	우울행동	폭력	동요	공격성	수용성
부신기능부전				✓				✓	✓									✓	✓
에이즈			✓	✓				✓	✓							✓	✓	✓	✓
고산병					✓			✓	✓						✓				✓
근위축성측삭경화증					✓				✓										
알이노과다						✓		✓	✓					✓			✓	✓	✓
뇌종양		✓		✓				✓	✓		✓				✓		✓		✓
암									✓							✓			
우울증후군								✓	✓			✓						✓	✓
심부정맥									✓								✓	✓	
뇌졸중				✓	✓			✓	✓		✓			✓			✓	✓	✓
만성폐쇄성폐질환				✓	✓			✓	✓		✓						✓	✓	✓
울혈성심부전					✓			✓	✓								✓	✓	✓
크렙토크리스증									✓	✓									
쿠싱증후군				✓				✓	✓		✓			✓			✓	✓	✓
청각소실									✓		✓							✓	
당뇨병								✓	✓						✓		✓		✓
간질				✓				✓	✓	✓							✓	✓	✓
성인근육통								✓											✓
두부외상								✓	✓	✓	✓						✓		✓
헤르페스뇌염	✓								✓	✓	✓			✓			✓		
호모시스틴뇨증									✓										
한팅턴병								✓				✓					✓	✓	✓
부갑상선기능항진증				✓				✓	✓					✓				✓	✓
고칼슘혈증								✓	✓					✓					
갑상선기능항진증								✓	✓		✓								✓

부갑상선기능저하증
갑상선기능저하증
신부전
길랑인뻴터증후군
간부전
라임병
메니에르증후군
폐경
편두통
승모판탈출증
다발성경화증
중증근무력증
신경피부장애
정상뇌압수두증
파킨슨병
펠라그라
악성빈혈
갈색세포종
폐렴
포르피린증
수술후상태
월경전증후군
프리온병
진행성핵상성마비
단백질에너지결핍증
폐색전증
류마티스성관절염
겸상적혈구빈혈
수면무호흡증
매독
전신성 감염
전신성홍반성낭창
티아민결핍증
윌슨병

*기절증, 자세 유지(posturing), 강경증, 납굳증

증상 요약: 인지 및 성격

증상	인지								성격							
	기억상실	시각적 손실	균형	언어	체미	반복	시간지각	공간지각	사회적무관심	남에의존	흘러냄	이상식욕	쉽게동요	관리소홀	운전사	묘성행동
부신기능부전	✓	✓		✓	✓	✓	✓			✓						
에이즈	✓	✓	✓	✓			✓			✓						
고산병	✓	✓		✓	✓				✓	✓			✓			
근위축성측삭경화증					✓											
항이뇨과다		✓				✓										
뇌종양	✓		✓	✓	✓	✓	✓			✓	✓		✓			✓
암	✓			✓												
우암증후군																
심부정맥				✓												
뇌졸중				✓	✓	✓			✓	✓	✓	✓	✓			
만성폐쇄성폐질환	✓		✓	✓	✓	✓			✓							
울혈성심부전						✓										
크립토코커스증	✓	✓		✓	✓					✓						
쿠싱후군				✓	✓	✓				✓						
청각소실				✓												
당뇨병								✓								
간질								✓						✓		
성유두부종	✓	✓	✓	✓	✓	✓				✓						
두부외상	✓	✓		✓	✓	✓				✓	✓		✓		✓	
헤르페스뇌염	✓				✓											
호모시스틴뇨증					✓	✓			✓							
한팅턴병	✓			✓	✓	✓					✓					✓
부갑상선기능항진증	✓	✓		✓	✓	✓	✓			✓						
고칼슘성뇨증	✓			✓												
감상선기능항진증				✓					✓							

	1	2	3	4	5	6	7	8	9	10	11	12	13	14	15	16	17
부갑상선기능저하증	v	v		v	v		v		v								
갑상선기능저하증	v				v	v	v		v	v							
신부전	v			v	v	v											
클라인펠터증후군								v								v	v
간부전				v		v			v								
라임병		v															
메니에르증후군																	
폐경						v			v								
편두통							v		v								
승모판탈출증																	
다발성경화증	v				v												
중증근무력증	v		v														
신경피부장애					v			v									
정상뇌압수두증	v				v										v		
파킨슨병					v												
펠라그라		v			v				v	v							
악성빈혈	v		v		v				v								
갈색세포종																	
폐렴				v													
포르피린증		v															
수술후상태		v		v		v											
월경전증후군					v				v								v
프리온병	v				v	v	v										
진행성핵상성마비					v					v							
단백질에너지결핍증		v						v		v							
폐색전증				v													
류마티스성관절염																	
겸상적혈구빈혈								v									
수면무호흡증	v	v	v			v			v								
매독	v		v		v				v								
전신성 감염		v		v													
전신성홍반성낭창			v	v	v												
티아민결핍증	v			v		v				v							
윌슨병					v				v		v						

추천 자료

일반의학

미국의 출판사들은 유용한 의학교과서들을 무수히 많이 만들어왔고 그 대부분이 훌륭하다. 여기에는 극소수만 열거했다. 모두 공저이며 수련의에게 필요한 풍부한 정보를 담고 있다.

Bannet JL, Plum F: *Cecil Textbook of Medicine*, 20th edition. Philadelphia: WB Saunders, 1996. — 1927년 이래 지금까지 출판되고 있는 미국 내과 교과서의 선조 격이다.

Dale DC, Federman DD: *Scientific American Medicine*. New York: Scientific American, 1997. — 바인더 형태로 되어 있어 최신 정보를 보다 용이하게 보완할 수 있다.

Isslebacher KJ et al, eds.: *Harrison's Principles of Internal Medicine*, 14th edition. New York: McGraw-Hill, 1997. — 이 분야에서 가장 방대하고 광범위한 교과서일 것이다. 일본어, 그리스어를 포함한 아홉 개 언어로 번역되었으며 시디롬 버전도 있다.

신경학

Joynt RJ, Griggs, RC: *Clinical Neurology*, revised. Philadelphia: Lippincott-Raven, 1996. — 총 네 권으로 모든 주제를 완전히 포괄하고 있으며 계속 갱신할 수 있도록 바인더 형태로 되어 있다.

Rowland LP: *Merritt's Textbook of Neurology*, 9th edition. Philadelphia: Lea & Febiger, 1995. — 한 권으로 된 탁월한 교과서.

정신의학 참고도서

American Psychiatric Association: *Diagnostic and Statistical Manual of Mental Disorders*, 4th edition. Washington, DC: American Psychiatric Association, 1994. — DSM-IV는 널리 알려진, 전 세계적인 정신건강 진단 기준이다.

Kaplan HI, Sadock, BJ: *Comprehensive Textbook of Psychiatry*, 6th edition. Baltimore: Williams & Wilkins, 1995.

Morrison J: *The First Interview: Revised for DSM-IV*. New York: Guilford Press, 1995. — 정신건강 면담을 위한 입문서.

Morrison J: *DSM-IV Made Easy*. New York: Guilford Press, 1995. — 간결한 기준과 100개 이상의 사례를 활용해 DSM-IV를 설명하고 있다.

인터넷

정의, 기술(descriptions), 새로운 연구 결과 그리고 무엇보다 다른 웹사이트로의 링크를 제공하고 있는 웹사이트를 여기 소수만 소개한다.

파킨슨병 및 기타 신경과적 질병:

http://neuro-chief-e.mgh.harvard.edu/parkinsonweb/Main/diagnosing/diagnosing.html

뇌하수체종양:

http://neurosurgery.mgh.harvard.edu

기타 신경과적 장애:

http://www.ninds.nih.gov

신장, 비뇨기, 내분비, 혈액, 소화기 질환 및 당뇨병(미국 국립 당뇨병, 소화기병, 신장병 연구소):

http://www.niddk.nih.gov/

심장 정보:

http://sln2.fi.edu/biosci/heart.html

피부과: 내가 본 가장 흥미로운 이 사이트는 피부질환에 관해 수많은 고화질 사진을 제공하고 있다. 전체 내용뿐 아니라 색인마저 독일어로 되어 있어 원하는 이미지를 찾는 것이 다소 어렵다.

http://www.library.knaw.nl/derma-m/diagnose/dg_a.htm

신경학적 정보(미국신경학회):

http://www.aan.com/

간질: 간질의 모든 것에 대해 대단히 많은 정보가 있다. 완전 공개. 나의 모교가 후원자이다.

http://www.neuro.wustl.edu/epilepsy/

고산병:

http://www.princeton.edu/~oa/altitude.html

심장병학: 비전문가를 위한 심혈관계 정보. 부차적인 논제로의 많은 링크.

http://www.business1.com/mdinteract/Cardiology.html

희귀 질환(The National Organization for Rare Diseases):

http://www.stepstn.com/nord

나는 위 웹사이트들이 당신이 필요로 할 때 여전히 이용할 수 있는 상태이길 희망하지만, 브라우저를 통한 검색으로도 당신이 알고자 하는 모든 장애에 관한 정보를 찾을 수 있을 것이다.

추천사

몸과 마음은 분리된 것이 아니라, 서로가 서로에게 영향을 주며 마치 하나처럼 기능합니다. 그래서 몸이나 마음 어느 한쪽에 문제가 생기면 그것이 서로에게 영향을 미칩니다. 이제는 널리 알려진 사실이지만, 정신적인 스트레스는 심장병이나 암의 발생에도 영향을 줍니다. 반대로, 신체 질병이 정신적인 문제를 일으키기도 합니다.

가장 흔한 예 중의 하나가 갑상선 질환입니다. 예를 들어, 갑상선기능저하증은 우울증으로 종종 오인됩니다. 우울증 진단 뒤, 이것에 적합한 치료를 해도 증상이 나아지지 않는 환자에게서 나중에야 비로소 갑상선기능저하가 우울증의 진짜 원인이라고 밝혀지는 경우를 임상에서 드물지 않게 봅니다.

우울이나 불안을 호소하는 사람을 상담하거나, 때로는 환청이나 망상처럼 정신병적인 증상을 가진 환자들을 진료할 때, 임상의는 이러한 증상이 신체 질병에 의해 발생한 것은 아닌가 하고 우선적으로 의심합니다. 신체 질환에 의해서 유발되지 않았다는 것을 확인할 수 있을 때에야 비로소 정신과 진단을 내릴 수 있습니다. 그러므로 정신과 진단은 신체 질병과 이것이 유발할 수 있는 정신과적인 문제에 대한 지식이 전제되어야 가능합니다. 심리적인 문제를 진단하고 치료하려고 할 때, 그 원인이 신체 질환에 있지는 않은지 충분히 고려하지 않는다면 나중에 큰 어려움에 직면할 수도 있습니다. 예를 들어, 오랜 기간 상담을 하여도 심리적인 증상이 호전되지 않거나, 심지어 기저에 숨겨진 신체 질환이 잘못된 진단과 치료에 의해 오히려 악화될 수 있기 때문입니다.

이 책은 정신과 질환이나 심리적 문제의 원인 중에서 절대로 간과해서는 안 되는 신체 질병들에 관해 포괄적이면서도 체계적인 지식을 담고 있습니다. 심리적인 문제를 갖고 찾아오는 클라이언트를 상담하는 전문가들이 반드시 이해하고 숙지해야 하는 의학적인 지식이 잘 정리되어 있습니다. 상담 영역에서 활동하고 있는 많은 전문가들에게 신체 질병에 의한 정신과 증상과 일차적인 정신 질환에 의한 증상을 감별할 수 있는 체계적인 가이드 역할을 이 책이 충분히 해낼 것으로 생각합니다. 심리학이나 의학 전공자가 아니더라도, 드라마틱한 의학의 다양한 면모를 엿보고 싶어 하는 일반인들에게도, 그들의 지적 호기심을 충족시켜줄 만한 다양한 임상 사례들이 세밀하게 묘사되어 있습니다. 이 책은 전문가와 일반인 모두에게 유용하면서도 흥미로운 자극이 될 수 있을 것입니다.

의학의 시작과 끝은 관찰입니다. 마음의 고통도 자세히 들여다보고 미세한 부분을 놓치지 않을 때, 비로소 그 고통의 본질을 깨달을 수 있습니다. 주의 깊은 관찰이 가능하려면 먼저 해당 분야의 지식이 필요합니다. 우리는 알지 못하는 것을 인식할 수 없습니다. 설령 무언가를 인식했다 하더라도 그것에 관한 정보나 사전 경험이 없다면 그 의미를 깨달을 수 없게 마련입니다. 누군가가 우울하고 불안하다고 호소할 때, 그것이 마음에서 비롯된 것인지 아니면 몸의 고통이 마음으로 표현된 것인지 구별할 수 있는 눈을 가지려면 그것에 관한 지식과 경험이 필요합니다. 이 책은 마음의 고통을 정확히 구별하고 그 실체를 보다 더 명확하게 인식할 수 있도록 도와주는 지식과 간접 경험을 제공해 주는 훌륭한 길잡이가 될 것입니다.

2012년 10월
김병수
〈의학박사, 서울아산병원 정신건강의학과 임상조교수〉

역자의 말

심리문제라고 하면, 대개 심리내적인 갈등과 콤플렉스를 주로 다룬 프로이트를 먼저 떠올린다. 그러나 그의 사후 장기간의 연구 결과, 생애 초기에 경험하는 양육자와의 애착이라든가 성장하면서 겪게 되는 관계에서의 문제가 사람의 사고와 행동에 큰 영향을 미친다고 주장하는 대상관계이론, 대인관계이론도 인간을 바라보는 중요한 관점으로 자리 잡았다. 그밖에도 많은 심리이론이 인간의 마음을 이해하고 거기서 비롯된 문제를 해결하는 데 기여해 왔으나 또 하나 주목하지 않으면 안 될 중요하고 결정적인 요소가 있다면 그것은 바로 인간의 몸이다.

인간은 태어나는 순간 자신의 몸이라는 거부할 수 없는 조건을 갖고 시간이 경과함에 따라 그 조건에 필연적으로 발생하는 변화를 경험하게 된다. 그 변화의 과정에 차질이 생기거나 인간의 신체가 끊임없이 추구하는 항상성이 좌절되는 경우, 혹은 외부 요인에 의한 외상 등으로 정상적인 신체기능 수행이 어려워질 때, 그런 사건도 인간의 심리에 영향을 줄 수 있지 않을까? 이 책의 주제는 바로 그에 관한 것이다.

저자 제임스 모리슨(James Morrison)은 신체질환이 직접 심리문제를 일으키는 일이 드물긴 해도 분명히 존재하기 때문에, 그 기저에 의학적 상태가 존재하는지 확인하는 일은 필수적이면서도 우선적인 절차라 강조하고 있다. 심리치료는 그 가설이 기각된 이후에 시작해도 크게 문제되지 않을 수 있지만, 심리문제를 초래하고 있는 신체질환에 대한 정확한 진단이 늦어지거나 아예

간과된다면 환자가 돌이킬 수 없는 상황에 처하게 될 가능성이 높아지기 때문이다.

이 책은 이른바 '정신분석 3부작'으로 유명한 낸시 맥윌리엄스(Nancy MacWilliams)의 <Psychoanalytic Case Formulation>(1999)에 언급된 것을 계기로 읽게 되었다. 저자(제임스 모리슨)는 심리치료 현장에서 종종 간과되곤 하는 지극히 중요한 측면을 매우 논리적이고 간략한 방식으로 가급적 평이하게 기술하고자 했다. 의학적 기제에 관한 필요 이상의 설명을 삼감으로써 어려운 전문용어의 사용을 많이 줄였으며, 자신의 풍부한 임상 사례뿐만 아니라 사도 바울, 조지3세, 우드로 윌슨, 존 F. 케네디 등 유명 인사의 일화를 재치 있는 문체로 소개함으로써 독자의 흥미를 배려한 부분은 일반 전문서적에서는 접하기 힘든 장점이라 본다.

물론 의학 수련을 받지 않은 상담전문가나 임상심리사가 현장에서 의학적 판단을 내리는 것은 불가능하다. 그러나 주의를 기울이면 알아차릴 수 있는 신체증상을 드러내는 내담자를 마주하는 상황이 그다지 비현실적인 것이라고는 생각하지 않는다. 상담전문가의 가장 중요한 직업윤리가 내담자의 복리를 최우선으로 고려하는 것이므로 이 책이 상담 및 심리치료 현장에서 그 목적을 위해 활용될 수 있다면 역자의 입장에서 그보다 보람 있는 일은 없을 것이다.
덧붙여, 심리문제와 연관된 보다 전문화된 지식과 정보에 목말라 하는 일반 독자들에게도 이해의 지평을 넓히는 데 도움이 될 수 있으리라 생각한다.

다만 한 가지 아쉬운 점이 있다면, 원서가 출판된 지 이미 15년이 지났기 때문에 최근의 의학적 연구결과 및 의료계의 컨센서스가 온전히 반영되어 있지 못할 수 있다는 것이다. 그러나 이 책의 의도가 의학적 질환의 기제에 대한 철저한 탐색이 아니라 정신증상을 유발할 수 있는 수많은 요인 가운데 하나인 신체질환에 대한 주목에 있음을 감안해 그 부분을 위한 별도의 보완 작업은 시도하지 않았다. 독자 여러분의 양해를 바란다.

이 책이 나오기까지 많은 분들의 도움이 있었다는 점을 밝힌다. 어려운 조건에서도 지원을 아끼지 않은 황금시간 정규도 대표이사님, 기획 단계에서부터 교정·교열에 이르기까지 수고해주신 권명희 편집장님을 비롯한 출판사 관계자 여러분께 감사드린다.

그리고 정신의학을 포함한 전반적인 의학 영역에 대한 김병수 박사님의 세심한 감수와 적절하고 사려 깊은 조언 덕에 엉뚱한 오역을 줄이고 신뢰도를 제고할 수 있었다. 지면을 빌어 다시 한 번 감사의 말씀을 드린다.

마지막으로, 많은 분들의 이런 도움과 관심에도 불구하고 있을 수 있는 오류에 대한 책임은 오로지 번역을 맡은 역자에게 있음을 밝히면서, 독자 제현의 애정 어린 질정(叱正)을 부탁드리고자 한다.

2012년 12월
이한구

찾아보기

ㄱ

가성경련 109

가성연수마비 40

가성치매 50

가족성진전 29

각성수준 22

간경변 148

간렌즈핵변성증 231

간부전 148

간성뇌증 150

간이 정신상태검사 26

간염 148

간질 107

갈색세포종 185

감별진단 18

감정실금 166

감정적 둔마 40

갑상선기능저하증 138

갑상선기능항진증 132

갑상선종 133

갑상선중독증 132

강경증 27

강박사고 47

강박사고 · 강박행동 113

강박행동 47

거식증 105, 153, 202

건망장애 229

걸음걸이 27

검사자에 대한 태도 23

결절성경화증 172

겸상적혈구빈혈 210

경막외혈종 118

경막하혈종 117

경색 88

경성하감 216

고결한 무관심 165

고산병 64

고정자세불능증 29, 142, 150

고혈압성뇌증 130

공포증 47

공황발작 38

공황장애 105, 112, 156, 162

광우병 197

국소 신경학적 증상 73, 98

균혈증 188

그레이브스병 132

근긴장이상 232

근위축성측상경화증 67

근육간대경련 143, 198

근육활동 25

기관지염 91

기도진전 29

기분부전장애 111

기분의 불안정성 40

기분의 유형 37

기분의 적절성 40

기분장애 59, 62, 78, 112, 137, 208, 232

기억 50

기억상실증 88, 115

기좌호흡 95

긴장성두통 161

ㄴ

납굴증 27

뇌농양 72

뇌수막염 120

뇌외상 46, 114

뇌졸중 87

뇌종양 75

뇌진탕 115

뇌진탕후증후군 115

뇌척수액 174

뇌하수체 57, 99

니아신 180

ㄷ

다발성경화증 164

다행증 39

단기 기억 50

단백질에너지결핍증 202

담즙성간경변증 150

당뇨병 104

대발작 108

데자뷔 45

도너 202

동기능부전증후군 86

두부외상 114

ㄹ

라임병 152

랜돌프 처칠 216

루 게릭 68

루게릭병 67

루이 13세 107

류마티스성관절염 207

리드 202

ㅁ

마호메트	107
만성폐쇄성폐질환	91
말라리아	210
말비빔	43
말의 비정상적인 리듬	41
말의 속도	41
말의 일관성	42
말의 탈선	42
말초신경병증	142
망상	45
매독	216
매독성진행마비	217
메니에르증후군	155
모발	34
모상백반증	61
무시와 부인	89
무하마드 알리	178
문화적 정보	51
미엘린	164
미하일 고르바초프	173

ㅂ

반맹	73
반신마비	73
발작성야간호흡곤란	95
베르니케너병증	228

베르니케증후군	228
변화 없는 표정	176
병식	51
보렐리아 부르그도르페리	152
복합부분발작	108
부갑상선기능저하증	135
부갑상선기능항진증	127
부분마비	118
부신기능부전	57
부신피질자극호르몬	57
부종	36
불안	38
불안장애	92, 103, 105, 112, 137, 156, 181, 186, 196
비타민 B1 (티아민)	227
비타민 B12 (코발라민)	182
빈맥	84

ㅅ

사고(思考)내용	47
사구체신염	141
사망 원인 상위	148
상동증	27
색전	205
생각의 내용	43
샤르코관절	218
서맥	85
선종	127

섬망	22
섬망의 원인	49
섬유근육통	111
섬유속연축	67
섬유조직염	111
성격 변화	52
성격장애	52
세로토닌	82, 159
소의 스펀지 형태의 뇌병증	197
수면무호흡증	213
수술후상태	192
수족경련	137
순행성 기억상실증	115
스캇 조플린	219
스터지-웨버병	173
승모판탈출증	162
시상하부	57
식욕이상항진증	196
식인의식	197
신경섬유종증	171
신경피부장애	171
신부전	141
신체화장애	7, 113, 137, 165, 186
실어증	88
실인증	88
실행 기능	88
실행증	88
심계항진	84

심부정맥	84
심부정맥혈전	205
쓰기	49

ㅇ

아리스토텔레스	107
아멘호테프 4세	107
아세틸콜린	168
악성고혈압	130
악성빈혈	182
안검지연	133
안구돌출증	32, 133
안구진탕증	156
알렉산더 대제	107
알츠하이머병	26
암	78
암점	160
야간뇨	214
야뇨증	214
양극성기분장애	89, 161, 165, 202
양성진전	30
언어능력	49
얼굴 표정	30
에드로포늄	169
에드워드 리어	107
에밀 크레펠린	102
에이즈	60
AIDS치매증후군	61

엘리펀트맨	172
역행성 기억상실증	115
연령	24
연산	48
오류의 원천	18
옷차림	35
외양	22
요독성뇌병증	143
요독증	141
우드로 월슨	87
우디 거스리	124
우울증	38
운동불능증	177
울혈성심부전	94
원발성다음증	71
월경전증후군	194
윌리엄 3세	107
윌슨병	231
유암종증후군	82
유전학적 기대현상	125
유주성홍반	153
육아종	98
음성	36
의지력 결여	116
이름 대기	50
이명	155
이인증	45
일과성허혈발작	90

읽기	50

ㅈ

자가면역질환	57, 135, 148, 169
자극과민성	39
자료의 원천	18
자살행동	46
자세	24
작화증	230
장기 기억	50
장-마리 샤르코	67
재닛 리노	176
잭 런던	141
저체온증	142
저혈당	105
전신성감염	220
전신성홍반성낭창	224
전조(간질)	108
전환장애	137
점액수종	139
정상뇌압수두증	174
정신분열형 정신병	153
정신상태검사	10
조셉 머릭	172
조지3세	189
조현병	27, 43, 70, 103, 109, 204, 210
존 F. 케네디	58, 59
좌불안석증	26

좌상 116

주시 31

주요 우울 38, 41, 47, 62, 78, 80,
89, 100, 108, 112, 125, 136,
139, 143, 153, 156, 166, 222

주의 48

주제를 벗어난 말 42

주폐포자충 61

줄리어스 시저 107

중증근무력증 168

중추신경계 61

중추신경계매독 217

즉각적인 회상 50

증상 8

증후군 9

지각이상 105

지남력 49

지남력 상실 49

지속발기 211

지연운동이상증 30

지적 자원 48

진전 28

진행성핵상성마비 200

질병불각증 116

집중 48

징후 8

척수매독 217

천식 91

청각소실 102

청색증 92

체격 24

체취 34

최초 면담의 개요 20

측두엽간질 108

치매증상 63

ㅋ

카그라스 45, 77

카페오레 반점 172

코골이 213

코르사코프증후군 228

콰시오커 203

쿠루병 197

쿠싱증후군 99

크레틴병 138

크로이츠펠트-야콥병 197

크립토코커스증 97

클라인펠터증후군 145

클뤼버-부시증후군 120

ㅌ

타르수스의 사울 159

터너증후군 147

텐실론 검사	169
투석불균형	143
투석치매	143
트레포네마 팔리둠	217
티록신	132, 139
티아민결핍증	227

ㅍ

파킨슨병	176
판단력	51
패혈증	220
펠라그라	180
편두통	159
편집성정신병	109, 131, 153
평가에 대한 필요	14
폐경	157
폐기종	91
폐렴	187
폐색전증	205
포도주색 반점	173
포르피린증	189
폭력적 행동	46
폰 레클링하우젠병	171
표도르 도스토예프스키	107
프란츠 슈베르트	219
프로테우스증후군	172
프리온병	197
피드백 루프	57

피부	32
피지성 선종	172
피크위크증후군	214

ㅎ

하비 쿠싱	99
하지불안증후군	142
항상성	69
항이뇨호르몬분비이상	69
행동	36
허브 케인	97
허혈	90
헌팅턴병	124
헤르페스뇌염	119
현실감소실	45
혈전	205
호모시스틴뇨증	122
호흡곤란	92
환각	43
환상	44
환약말이떨림	29
황달	33
황혼증후군	93, 193
흉선	169
흉터	148
흑색변	82
히스테리	165, 168